解剖与瑜伽
——拒绝瑜伽损伤·上

韩　俊　编著
王莹慧　绘图

北方联合出版传媒（集团）股份有限公司

辽宁科学技术出版社

·沈阳·

图书在版编目（CIP）数据

解剖与瑜伽：拒绝瑜伽损伤.上 / 韩俊编著.—沈阳：
辽宁科学技术出版社，2020.9
ISBN 978-7-5591-1194-4

Ⅰ.①解… Ⅱ.①韩… Ⅲ.①瑜伽–基本知识
Ⅳ.① R793.51

中国版本图书馆 CIP 数据核字（2019）第 101861 号

出版发行：辽宁科学技术出版社
　　　　　（地址：沈阳市和平区十一纬路 25 号　邮编：110003）
印　刷　者：辽宁新华印务有限公司
经　销　者：各地新华书店
幅面尺寸：170mm×240mm
印　　张：11
字　　数：200 千字
出版时间：2020 年 9 月第 1 版
印刷时间：2020 年 9 月第 1 次印刷
责任编辑：凌　敏　唐丽萍
封面设计：魔杰设计
版式设计：袁　舒
责任校对：尹　昭　王春茹

书　　号：ISBN 978-7-5591-1194-4
定　　价：68.00 元
联系电话：024-23284363
邮购热线：024-23284502
http://www.lnkj.com.cn

序

在任何一次旅行的准备中，一份目的地的地图是必需品；在体验瑜伽这个美好的身心旅程里，对于一位瑜伽教练而言，详细地理解人体各结构的位置和毗邻关系是必不可少的，了解人体的解剖学结构如何协作并产生运动是极为关键的。作为一名在工作时间里无时无刻不在"动手动脚"的体位教练，更要对复杂的运动模式进行分析，并使之成为常规。这就要求瑜伽教练不仅要像游客一样观察人体这处圣地的"景物"，更要像导游一样了解身体各部位结构的特性。每个人的结构不会完全相同，瑜伽教练必须依靠扎实的运动解剖学知识才能对人体及其运动潜能产生一个完整、立体的三维图像，才能称职地驾驭这份颇具挑战性的工作。

希望这本书将会是您瑜伽旅途中一份实用而有趣的"路书"，一个值得信赖的"导航"。本书中的名词术语以国家自然科学名词审定委员会于1991年公布的《人体解剖学名词》为准，器官的变异与分型及数据以中国解剖学会主编的《中国人体质调查》为蓝本，基本概念与纲目以高等教育出版社出版的《运动解剖学》为依据，对于起止点在不同的解剖书中略有差异的肌肉，本书统一以人民卫生出版社出版的《系统解剖学》（第9版）为准。如有错漏，实属作者学识不足，尚请诸位老师斧正。

目　录

Contents · · · ·

第一篇　导论

一、运动解剖学定义

运动解剖学是人体运动科学中重要的基础课，属于人体解剖学的一个分支，是在人体解剖学和力学的基础上发展起来的一门新兴学科。它在研究正常人体形态结构的基础上，重点研究运动对人体的形态结构和生长发育产生的影响，探索人体的机械运动规律与体育动作技术之间的关系。

二、学习运动解剖学的目的

1. 安全锻炼

运动损伤通常与运动系统密切相关，而运动解剖学的核心就是研究人体运动系统的运作。不学习运动解剖学，就难以理解损伤的机制并有效地制订有关的预防措施。

2. 增进健康

安全和正确的运动可使人身心更加健康。这种运动对人体的形态和功能具有优化作用，归根结底是一种对原有状态的调整或重建，只有全面地了解人体结构，才能顺应和增进这种良性的调整与重建，进而增进身心健康。

3. 提高运动能力

骨为杠杆，关节为枢纽，骨骼肌提供动力。人体的各种运作均为运动系统的杰作，不了解运动解剖学，就无法进行生物力学分析、进行动作的优化以及使动作更适合练习者。

4. 有效交流与提高

运动解剖学是人体运动科学中一门重要的基础课，与运动生理学、体育康复学、生物力学、体育测量与评价等关系密切，只有学习运动解剖学，才可以更好地了解更多的运动知识。同时，只有在同一平台对专业进行研究，才可以达成行业间的有效交流与知识共享。

三、运动解剖学的发展

（1）19世纪，显微技术的提高和摄影技术的出现为运动解剖学的创立提供了有利条件。

（2）20世纪40年代以来，运动解剖学成了体育科学中的一门重要学科。

（3）在中国，运动解剖学的发展则只是近几十年的时间。

a. 最早在中国提出运动解剖学这个名词的是著名解剖学专家张鋆教授。

b. 最早在我国从事运动解剖学教学工作的是上海体育学院的张汇兰教授。

c. 1952年我国开始在体育学院设立教研室。

d. 1984年12月，我国在成都召开第一届全国运动解剖学学术会议。

四、如何学好运动解剖学

（1）利用图谱，强化记忆。

（2）明晰动作，"请教"身体。

（3）学以致用，联系实际。

五、理清各种解剖学

从某种程度上讲，运动解剖学、艺术解剖学等都可算作人体解剖学的分支学科，可以更明确地做如下理解：

人体解剖学隶属于医学基础课。

运动解剖学隶属于运动人体科学基础课。

如果把身体比作一辆汽车，那么人体解剖课是汽车修理工的必修课，而运动解剖课则是赛车司机的必修课。

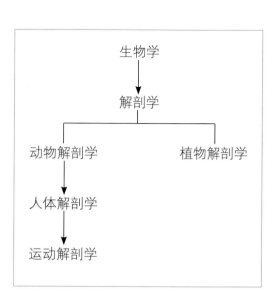

第二篇
运动解剖学的基础术语

☑ 学习目的

☑ 人体的标准解剖学姿势

☑ 人体的解剖部位和分区

☑ 方位术语

☑ 人体的运动轴（基本轴）与运动平面（基本切面）

☑ 关节基本运动名称

1. 学习目的

在运动及生活中，人体各部结构位置的关系是处于变动状态的。统一基本术语便于有效描述人体的姿势及变化轨迹，可进行有效的交流，避免产生误解。

2. 人体的标准解剖学姿势

只有参照物相同，才可以在学习与交流中提供统一的术语平台。基于此，研究者们引入了人体标准解剖学姿势，也就是：身体直立，两眼平视前方，足尖向前，上肢下垂于躯干两侧，掌心向前。任何基本的解剖术语均以上述姿势为基础。

3. 人体的解剖部位与分区（图 2-1）

人体一般分为 10 个解剖分区，在每个分区中再细分小部分，这 10 个解剖分区分别是：

（1）颅部

（2）面部 ｝ 头部

（3）颈部：两侧斜方肌前缘和脊柱颈部前方

（4）项部：颈外其他颈部区域（也属于脊柱区的一部分）｝ 颈部

（5）背部（脊柱区）

（6）胸部

（7）腹部 ｝ 躯干部

（8）骨盆、会阴部

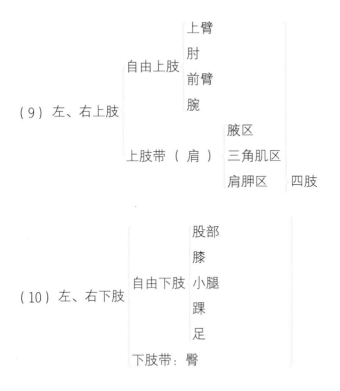

（9）左、右上肢
- 自由上肢
  - 上臂
  - 肘
  - 前臂
  - 腕
- 上肢带（肩）
  - 腋区
  - 三角肌区
  - 肩胛区　　四肢

（10）左、右下肢
- 自由下肢
  - 股部
  - 膝
  - 小腿
  - 踝
  - 足
- 下肢带：臀

4. **方位术语**（图 2-1）

方位术语是按照解剖学姿势，描述人体相对位置关系的用语。

- 上与下：近颅为上，近足为下。人体各部位向头颅方向运动时为向上运动，向足部方向运动时为向下运动。
- 前与后：靠近身体腹侧面为前，靠近身体背侧面为后。
- 内与外：靠近内腔者为内，远离内腔者为外。如腹内斜肌、腹外斜肌。
- 内侧与外侧：靠近人体正中线为内侧，远离人体正中线为外侧。如眼位于耳的内侧，鼻的外侧。
- 近侧与远侧：肢体靠近躯干的部分为近侧，远离躯干的部分为远侧。比如腓骨头位于腓骨的近侧，外踝位于腓骨的远侧。

5. **人体的运动轴（基本轴）与运动平面（基本切面）**

在描述人体的运动时，解剖学规定了 3 个互相垂直的基本轴和 3 个互相垂直的基本面，在分析动作时，一般都围绕这 3 个轴与 3 个面进行描述。它们是：

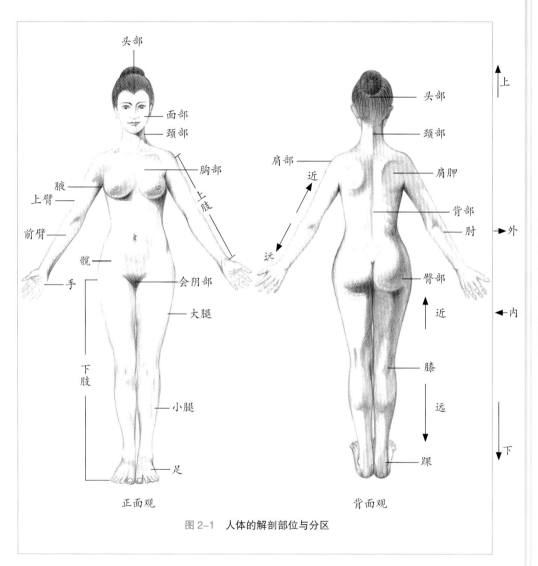

头部

面部
颈部
胸部
腋
上臂
前臂
髋
手
上肢
会阴部
大腿
下肢
小腿
足

正面观

头部
颈部
肩部
近
远
肩胛
背部
肘
臀部
近
膝
远
踝

背面观

上
外
内
下

图 2-1　人体的解剖部位与分区

- 垂直轴：与水平面相垂直，呈上下方向的轴。
- 矢状轴：与垂直轴呈相互垂直交叉，前后方向的轴。
- 冠状轴：与前两轴相互垂直，呈左右方向的轴。
- 矢状面：沿前后方向，将人体纵切为左右两部分的切面。如果沿身体正中把身体分成左右对称的两部分，那这个切面叫作正中面，矢状面动作沿冠状轴运动（图 2-2a）。

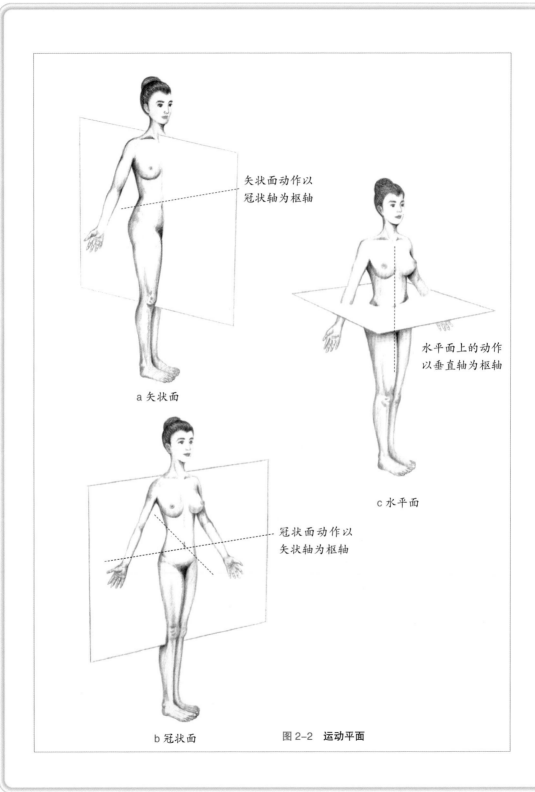

矢状面动作以
冠状轴为枢轴

a 矢状面

水平面上的动作
以垂直轴为枢轴

c 水平面

冠状面动作以
矢状轴为枢轴

b 冠状面

图 2-2 运动平面

- 冠状面：沿左右方向，将人体纵切为前后两部分的切面。冠状面动作沿矢状轴运动（图 2-2b）。
- 水平面：与地面平行，将人体横切为上、下两部分的切面。水平面动作沿垂直轴运动在 3 个平面上的每一种运动都是有一个相对应的轴，而且这条轴线总是垂直于发生运动的平面（图 2-2c）。

6. 关节基本运动名称

每个平面及其相对应的轴所发生的运动都有它们的名称，这个名称通常是以发生运动的关节和动作连在一起命名的，比如"膝关节屈曲"或简称"屈膝"。

- 屈曲与伸展：矢状面内绕冠状轴的动作。膝关节以上部位，一般向前运动为屈曲，向后运动为伸展。骨盆的动作叫作前倾和后倾。膝关节以下部位相反，小腿向后为屈曲，向前为伸展。足在踝关节处向后为屈曲，称为足屈或跖屈（绷脚），向前为伸，称足伸或背屈（勾脚）。
- 超伸（过伸）：躯干及四肢关节伸展超过 180° 称为超伸。
- 外展与内收：冠状面内绕矢状轴的运动。一般我们称肢体远离正中面为外展，靠近正中面为内收。躯干及头颅的冠状面动作称为左侧屈或右侧屈。骨盆称为左侧倾或右侧倾，在侧卧动作中又称为左侧提或右侧提。
- 回旋：头颅、躯干和骨盆绕垂直轴向左或向右转动，然后转回正中，称为回旋。
- 旋前（前旋）：肢体绕自身长轴向前旋转。
- 旋后（后旋）：肢体绕自身长轴向后旋转。
- 内旋（旋内）：肢体绕自身长轴向前、向内旋转。
- 外旋（旋外）：肢体绕自身长轴向后、向外旋转。
- 环转：运动关节以近侧端为支点绕运动轴进行的连续的圆周运动。可进行冠状面和矢状面动作的关节均可做环转运动。
- 水平伸与水平屈：运动关节在水平面内绕垂直轴进行的动作。如上臂在肩关节处外展 90°，至手臂同地面平行（手臂在水平面内），向前运动为水平屈，向后运动为水平伸。

认清体位中的运动轴

大家要知道，在描述人体或关节运动时一般要以运动解剖学规定的 3 个互相垂直的基本轴和基本面来进行，也就是：呈上下方向，并与水平面垂直的垂直轴，其运动轨迹为水平面动作；呈前后方向，并与垂直轴呈垂直交叉十字状的矢状轴，其运动轨迹为冠状面动作；呈左右方向，并与前两轴相互垂直的冠状轴，其运动轨迹为矢状面动作。

很多学员掌握的这部分内容比较片面，甚至出现应用和理解困难，然后就索性对这部分知识弃之不用，殊不知，这部分内容对正确地进行体位练习、正确地编排训练课程以及杜绝运动损伤都有极其重要的作用。下面，我们就对这部分知识在体位练习中的应用来做一下解析。

认识这 3 个轴其实很容易。举个例子，拿一本厚一点儿的书，比如字典，把它竖着放在地上，这时垂直于地面的书脊就是垂直轴，翻转书页，大家会发现，书页的运动轨迹可以构成一个平行于地面的水平面，如果感兴趣，我们可以在这个水平面上放一杯茶来验证一下。与此类似的是房门，房门绕门轴旋转，门轴是垂直轴，而房门绕门轴旋转画出的轨迹——地面或天花板，都是水平面。

我们看一下在水平面动作中保持垂直轴的重要性。如果书脊这个轴不再垂直，那我们翻转书页时，会将这本书撕裂；如果门轴这个轴不再垂直，开门时，会使门框、门板以及连接它们的合页都损坏。显而易见，如果水平面动作中不能保证垂直轴的稳定，那关节、韧带、肌肉都会出现不同程度的损伤。比如脊柱扭拧式这个典型的水平面动作，这时垂直轴是脊柱，如果我们不能保证脊柱与地面呈自然曲度的垂直，就开始转动身体，就如同将书脊放歪或将门合页装斜一样对脊椎造成伤害。

有的学员总是搞不清转躯触趾、侧角转动或三角转动这类动作的运动轴和平面，这是因为他对这些体位的构成还不了解。比如转躯触趾，首先是水平面的扭转（回旋），然后稳定姿态，延伸脊椎，收核心肌保护身体，才能进行下一个矢状面的动作。这样，动作中先后出现了两个轴、两个面，如果不能明确地分析动作，就会出现平面间动作无保护地扭转，从而损伤脊柱。

还是以书为例，这次，我们把书脊横放在面前，这样翻动书页的方式是向前或向后，作为轴的书脊则是左右方向，此时的轴就是冠状轴。比如在新月式、单腿背部伸展等体位中，髋关节就承担着冠状轴的工作。这时如果不能保证运动轴的稳定，也就是出现所谓髋外翻的现象，就会导致神经卡压，可能造成腰椎压力过大等损伤。如同自行车的前后轮轴，如果不再是左右向稳固在车轮间，先不说如何损坏自行车，向前推动这辆自行车都会出现困难。

我们再把书如同平时阅读那样摆在面前，这时作为轴的书脊是前后方向的，为矢状轴；而我们翻书的轨迹则是左右的，这就是所谓的冠状面动作。如同书脊摆斜了根本不可能好好翻书一样，做三角式、弦月式、门闩式等动作时，肩、髋不应该出现一前一后、一侧支撑腿用力过多等情况。

明白了这些简单的原理，也就掌握了很多体位的基本要点。

运动轴同肌肉的分配规律也有莫大的关系。运动环节绕每个运动轴皆可做方向相反的两种运动，比如屈曲与伸展、外展与内收、内旋与外旋等。所以关节的任何一个运动轴的两侧都分配有两组作用相反的肌群。这两组肌肉互为原动肌与拮抗肌。因此，单轴关节应有 2 组作用相反的肌肉，双轴关节应有 4 组作用相反的肌肉，而多轴关节必然就有 6 组作用相反的肌肉。

在每节体位练习课程中，要注意到每个运动轴两侧的原动肌与拮抗肌的肌肉力量与柔韧性的均衡。因为一个动作能否准确、协调地完成，不仅取决于原动肌，也与拮抗肌有关。当这 2 组肌肉出现不均衡时，则易导致动作变形、肌肉及关节损伤以及体态的不良。比如，当股四头肌过紧而腘绳肌过松时，膝关节会出现超伸，在这样的体态下做涉及髋关节屈肌伸展的动作时，大部练习者会出现大腿后侧抽筋的感觉，做体前屈动作时易出现下背伸展不足等。造成这种不均衡的主要原因是很多练习者过度伸展大腿后侧肌肉而对前侧肌肉重视不足。类似情况的原因还有只注意了体侧的伸展而忽略了体侧的收缩、长期的脊柱超伸而胸肌肌力缺失等。如果大家感兴趣，可以试一下，很多朋友可能很容易地做三角式、门闩式动作，但很难完成侧卧体侧屈；很多朋友可以很容易地完成骆驼式、轮式，但站不出正确的山立功。

所以我们在设计一堂瑜伽体位课时必须要全面考虑。比如，大量髋外旋的盘坐、半莲等姿势做下来，有没有做与其对应的髋内旋动作呢？大量的躯干超伸做下来，有没有做相对应的屈曲练习呢？腿后侧伸展过了，还有腿前侧；腿内侧伸展过了，还有腿外侧。全都伸展过了，有没有收缩过呢？大量的骨盆前倾压下去，有没有做相应的骨盆后倾动作调整过来呢？只要不断全面、客观地沿着关节的运动轴分析运动方案，进行排列组合，每次瑜伽体位课程都会带给练习者全新的感受。

第三篇　人体的结构基础

1. 学习目的

生物体的结构是解剖学研究的主要目标，这些结构有与它们的生理功能相适应的独特的体积、形态以及其他特征。在人体的结构研究中大家会发现，这些功能和形态的相互协调对运动的产生极为有利。

2. 概念

细胞：是组成人体的基本结构和功能单位。

细胞间质：亦称为细胞外基质，是由细胞产生并存在于细胞周围的物质。

组织：是构成人体各器官的基本成分，由形态结构相似和功能相关的细胞和细胞间质构成。

器官：几种不同的组织结合在一起，具有一定的形态结构特征和一定生理功能的结构。

系统：在功能上有密切联系的器官，联合起来完成一定的生理功能即成为系统。

3. 概念间的关系

细胞是组成人体的基本结构和功能单位；一些形态结构和生理功能相同或相似的细胞和细胞间质结合在一起，构成组织；几种不同的组织结合在一起，构成具有一定形态结构和生理功能的器官；若干个器官组合在一起，形成具有某些功能的系统；消化系统、神经系统、运动系统、内分泌系统、泌尿系统、生殖系统、循环系统、呼吸系统、免疫系统加上感觉器官，构成复杂协调的人体。

细胞和细胞间质

一、细胞的结构（图 3-1-1）

细胞的结构
- 细胞膜
- 细胞质
  - 基质（细胞液）
  - 细胞器
    - 线粒体
    - 内质网（根据有无核糖体附着可分为）
      - 粗面内质网
      - 滑面内质网
    - 核糖体
    - 高尔基复合体
    - 溶酶体
    - 微体
    - 细胞骨架
  - 内含物
- 细胞核
  - 核被膜
  - 核纤层
  - 核基质
  - 染色体
  - 核仁

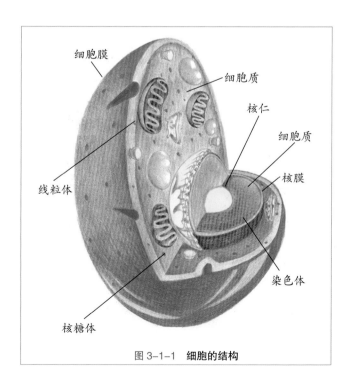

图 3-1-1　细胞的结构

细胞膜的化学成分主要有：脂质、蛋白质和糖类，作用是保持细胞形态，保护细胞。

细胞质中的基质是新陈代谢的主要场所。

粗面内质网：参与蛋白质的加工、运输，合成抗体及酶。

滑面内质网：合成激素、糖、脂类。

线粒体：细胞供能站。

核糖体：细胞内合成蛋白质的场所。

高尔基体：蛋白质的精加工车间与发送站，与细胞分泌功能有关。

溶酶体：细胞清洁工、细胞消化器官。

微体：对有害物质解毒的细胞，被称为"丛林医生"。

细胞骨架：细胞内的机械支架。

二、细胞间质的组成

细胞间质

纤维

弹性纤维：主要由呈分支形和波浪形的弹性蛋白组成。赋予组织（如皮肤、血管和肺等）弹性，使其伸长后可以回弹

胶原纤维：由胶原蛋白组成,为组织提供抗张强度。在需要强抗阻力的组织中含量更多，如韧带、肌腱中

网状纤维：由胶原蛋白构成，纤维分支连接成网，能够抵抗多方向的张力，具有良好的伸展性，其抗拉性能不及胶原纤维，但伸展性能优于胶原纤维。网状组织、结缔组织与其他组织的交界处中存在最多,起连接、支持和固定作用

基质：主要由氨基聚糖和蛋白聚糖组成

1. 哈他六业中的商卡·普拉沙拉那练习为何要用生理盐水

瑜伽的商卡练习大家并不陌生，但是，对于商卡练习中用水为什么一定要购买注射用生理盐水，很多瑜伽会所的经营者却并不了解。下面，我们就来了解一下商卡练习必须用生理盐水的重要性。

我们首先要了解人体结构形态中的细胞膜。细胞膜是包围在细胞外面的薄膜，又称质膜，主要由蛋白质、脂类和少量糖类构成。它像是一道屏障，使细胞拥有稳定的内环境。这道屏障是支持细胞内环境与外环境进行物质交换的选择通透性屏障，可以调节选择控制物质进出细胞，也就是通常所说的半透膜。细胞膜可以传递信息、转运物质及进行其他重要的生物功能。随着人类对细胞膜的认知越来越清晰，膜生物学备受生命科学、体育科学等领域从业者的关注。我们今天分享的，只是在瑜伽商卡练习中与细胞膜的通透性相关的一点内容。

大家知道，商卡练习最大的特点就是喝水多。练习者做一次最简单的商卡最少需要饮用 3600mL 水，才能结合 3 轮特定的瑜伽体位练习来达成清洁消化道的效果。水的选择稍有不慎，就会发生水中毒。

一般状态下，健康人水喝多了不会引起水中毒，这是因为肾脏的排水能力最大可达到 1200mL/h，这也正是每轮商卡体位开始前我们所设定的最大饮水量。在商卡练习中，体位练习所引起的大量排便、出汗，不仅排出了水，还排出了大量的电解质，使体内电解质浓度降低，这时如果大量喝下的只是平时的饮用水，或纯净水，体内电解质浓度会更加低。

什么是电解质呢？就是溶于水能够导电的物质，神经传导、体液相互渗透等很多人体的重要生理功能的实现都需要电解质。人体中的很多微量元素，钠、钙、镁、钾等都是电解质。电解质浓度低了会怎样呢？钙低了会引起肌肉痉挛，也就是常说的"抽筋"；钾低了，会导致全身肌肉松弛，甚至行动无力，重者瘫痪；镁低了，会导致心律失常、烦躁不安及记忆衰退等；钠低了，会导致疲乏、头晕、渗透压失衡、肾脏受损。

什么是渗透压呢？是指由于渗透作用，水分子逆溶液浓度梯度单方向转移而产生的一种压力，即阻止水分子继续转移的压力，是溶质分子通过半透膜的一种吸水力量。举个例子，腌咸菜时把菜放到盐（氯化钠）水里（高钠环境），菜里的水就渗出来了，菜就蔫了；反之，把菜放到清水里（低钠环境），菜大量吸水，就变得水灵灵的了。

作为半透膜，细胞膜对细胞内外水的移动、各种物质的交换、酸碱度和渗透压的维持均有着重要的生理作用。第一，细胞膜是允许水自由渗透的，对水不拒绝；第二，电解质浓度过低，渗透压会失衡，也就是说如果人体处于低钠环境中，也会像菜叶一样大量吸水，水会顺利通过细胞膜渗透到细胞内，使细胞液浓度变低，细胞吸水过多肿胀而发生水中毒。其中尤以脑细胞反应最快，一旦脑细胞水肿，颅内的压力就会增高，出现头昏脑涨、头痛、呕吐、乏力、视力模糊、嗜睡、呼吸减慢、心律减速，严重时则产生昏迷、抽搐，甚至危及生命（枕骨大孔疝）。

如果为了节省成本，自行调配盐水，可能发生以下情况：浓度低了，与使用饮用水相比只是水中毒程度轻重的区别；浓度高了，细胞内水分被析出，导致不同程度的细胞失水、组织水肿、呼吸困难及心力衰竭。如果脑细胞失水，可造成一系列神经系统症状。基于此，我们特别强调商卡练习时请一定使用生理盐水。

生理盐水，是指生理学实验或临床上常用的渗透压与动物或人体血浆的渗透压相等的氯化钠溶液。0.9% 的生理盐水可维持细胞的正常形态，也就是同细胞液浓度相同，形成等渗透压，不会造成细胞失水过多或吸水过多（水肿）。人们平常打点滴用的氯化钠注射液浓度就是 0.9，其渗透压与人体血液近似，可以当成生理盐水来使用，可以安全供给电解质和维持体液的张力。在第 3 轮商卡体位开始前添加复合维生素并以适量的运动饮料替代部分生理盐水，可以更好地防止电解质失衡。

2. 瑜伽如何抗氧化

稳定深长的呼吸，流畅舒缓、渐进、受控制的动作流程、舒适、稳固、全幅度保持20秒以上的动作定型……传统的瑜伽体位练习以其特有的从容和优雅的韵律让练习者的身心感受着淡定、活力、敏锐还有恍若让时光不再前进的年轻态。究竟是什么赋予了古典瑜伽练习具有如此神奇的魔力？让我们从运动解剖学的角度，深入到细胞中的线粒体——这个体育科研与医学中研究最多的细胞器来一探究竟。

细胞生命活动所需能量的80%以上来自线粒体，所以线粒体又被称为细胞的"供能站"或"动力工厂"。哺乳动物吸入体内的氧气90%在线粒体中被利用，同时，在此过程产生了生物体内95%以上的氧自由基。从老年斑到艾滋病，从肿瘤到运动微损伤，从动脉硬化到帕金森病，被称为健康杀手的氧自由基对身体的伤害无处不在。由于线粒体非常敏感，在细胞内外环境发生改变时，线粒体比其他细胞器反应早、变化快，所以线粒体是氧自由基损伤的主要目标。如何从线粒体入手提高肌体的抗氧化能力，保护线粒体的功能，抑制氧自由基增多，减轻线粒体氧化损伤，也成了体育科研的热点问题。

目前越来越多的研究表明，运动与线粒体功能之间存在着密切的关系，如耐力训练可增加线粒体数量；补充外源性辅酶Q，肝脏线粒体ATP合成能力增强；补充牛磺酸后，心肌线粒体抗氧化能力增强。长期的有氧训练也可产生同服用这些补充剂类似的效果；而运动至疲劳或力竭，则会使氧自由基生成增加，抗氧化酶减少，无效氧耗增加，严重时会出现线粒体形态上的不可逆性损伤。如果运动使组织处于缺氧状态，轻则线粒体内酶活性下降，导致人体有氧氧化能力下降；重则线粒体遭到破坏，同时能量代谢发生障碍，细胞色素氧化酶无力将氧还原成水，氧原子被夺去1个电子，由无害的氧变成具有杀伤力的氧自由基。氧自由基除了加重身体的老化程度，更会严重损伤心肌细胞或加重其他疾病。基于上述研究成果，中低强度的有氧运动因可以通过提高肌体有氧工作能力、刺激线粒体生成、维持线粒体功能并引起抗氧化酶活性增高，使自由基生成减少，减少心肌、骨骼肌等线粒体 DNA 突变，成为大众健身养生抗衰老的首选。

　　传统的瑜伽体位练习要求在练习过程中始终稳定深长地呼吸，保证了运动过程中身体充足地摄氧，同时也保证了运动过程中心率在无氧阈以下的稳定，而明确的肌肉运动次序，自始至终保持身体受控制、全幅度状态下的肌肉静态伸展，全面及有逻辑性的动作进展则保证了运动的全身性，动作定型所要求的最少 20 秒保持时间及练习次数的要求则使练习符合了有氧耐力训练的标准。在如上的先决条件下，只要练习者能保证每次练习时间及每周练习次数，那么传统的瑜伽体位练习完全符合中低强度有氧耐力训练的全部标准，加之古典瑜伽对生活习惯的良好养成，对心理健康的维护和建设，使无数练习古典瑜伽的实践者受益，他们的生理年龄大大低于时间年龄，他们以其颇受世人尊敬的生活态度证明了古典瑜伽练习对生命从每个细胞开始进行的养护。对于以养生驻颜、健体抗衰为目的的练习者，告别大汗淋漓、气喘吁吁、手忙脚乱追赶动作的训练，回归传统瑜伽体位练习则会尽快体会到瑜伽如何从线粒体这个抗氧化的根源来守护生命年轻健康的秘密。

浅析细胞间质

如果把人体比作一座宏伟的建筑，那么细胞就是构成这座建筑的一块块砖石，而细胞间质则是将砖石黏合在一起的水泥、砂浆、混凝土。因为细胞间质这种"黏合剂"调配的成分及存在形式的不同，因此人体不同的组织器官就拥有了不同的理化性质。牙和骨为什么是硬的？血液为什么是液态的？软骨为什么是半固态的？都是因为细胞间质；内脏为什么不会在体腔内游走？大脑为什么不会变成一腔"豆花"？还是因为细胞间质。

在《格雷解剖学》（*Gray's Anatomy*）一书中认为，细胞间质除了为人体提供适宜的理化环境，还可使人体的重力和运动应力得以分散，同时维持人体组织形态的稳定。细胞间质的作用在运动解剖的学习中很重要。在一些运动康复、推拿按摩理论中，将细胞间质同神经系统、循环系统并列，称其为人体的第 3 个全身性的连通网络。

细胞间质的成分包括纤维和基质。

1. 纤维是细胞间质的主要成分

密布于人体细胞间质中的纤维主要分为弹性纤维、胶原纤维和网状纤维。

- 弹性纤维：主要由呈分支形和波浪形的弹性蛋白（细胞外、基质中不溶性、大分子、纤维状的蛋白质，有"人体橡胶"的美誉）组成。弹性纤维对牵拉作用有更大的耐受力，赋予组织（皮肤、血管和肺等）弹性和抗张能力，可使其伸长并可以回弹。弹性纤维新鲜状态下呈黄色，又名黄纤维。人体内弹性纤维含量较胶原纤维少，但分布广。

- 胶原纤维：由胶原蛋白（同弹性蛋白一样，属于不溶于水、盐、稀酸或稀碱的硬蛋白，现已发现至少 30 余种胶原蛋白链的编码基因，可以形成 16 种以上的胶原蛋白分子）组成。胶原纤维为组织提供抗张强度。

胶原纤维在需要强抗阻力的组织中含量更多，如韧带、肌腱。人体内胶原纤维在 3 种纤维中含量最大。新鲜时呈白色，有光泽，故又名白纤维。

- 网状纤维：由胶原蛋白构成，纤维分支连接成网，能够抵抗多方向的张力，具有良好的伸展性。其抗拉性能不及胶原纤维，但伸展性优于胶原纤维。网状组织、结缔组织与其他组织的交界处中存在最多，起连接、支持和固定作用。

2. 基质主要由氨基聚糖和蛋白聚糖组成

透明质酸、硫酸软骨素、硫酸皮肤素、硫酸乙酰肝素、肝素、硫酸角质素都属于基质。

由于人体结缔组织的主要构成与基质相同（细胞成分少，间质成分多），所以这个连通网络又被称为结缔组织网或纤维网络。在哺乳动物体内含量最多、分布最广的胶原蛋白是存在于结缔组织中的一种主要结构蛋白（占哺乳动物体内蛋白质的 25%~30%），所以，有时这个网络干脆被称作胶原网。

假如我们给予这个网络单纯面对受力的环境，那么在明显而快速地施加力的情况下，它们对某个相关部位产生"预应力"。在长期受力的影响下，这些相关部位会产生塑性变化，这也是静态伸展较动态伸展拉伸效果更好的原因之一。不过，快速的以及控制不佳的拉伸（比如弹振伸展）极易造成筋膜、韧带等的损伤。而静态拉伸过度，忽视肌肉的能力训练或者肌力与拉伸的训练出现不均衡（比如后期训练停止，肌肉萎缩），则会使关节失去稳定性，进而形成多种损伤，而这些损伤的修复势必会耗费本来就不易被人体吸收的胶原蛋白及弹力蛋白。自由基、紫外线、恶化的环境、不良饮食（高脂及酸性食物）、年龄的增长等因素已经使弹力蛋白、胶原蛋白的流失日益严重，我们绝不应该让不良的运动再变成促使这些蛋白流失的重要原因。对于瑜伽爱好者而言，首先要明确的是不能一味地拉伸，在日常训练中不可忽视肌肉力量及耐力的训练，同时，制订训练计划应考虑到身体的方方面面，多角度、全方位地使身体得到均衡训练。如果不能有一份合理的训练方案，那么游泳或者低强度攀爬的练习都会比长期偏颇的训练更为安全。

第二章

基本组织

人体组织分为
上皮组织
结缔组织
肌肉组织
神经组织

一、上皮组织

上皮组织速记见表 3-2-1。

表 3-2-1　上皮组织

特点	细胞排列紧密，细胞间质少，细胞数量多。一般无血管，无淋巴管，但有丰富的神经末梢。细胞所需营养依靠结缔组织中的血管透过基膜供应
分类	被覆上皮（位于人体的内部、外部的表面，比如皮肤、口腔内膜）、腺上皮（具有分泌功能，外分泌腺如泪腺，内分泌腺如甲状腺）、感觉上皮（具有接收、传递功能，如视觉上皮、味觉上皮）
分布	覆盖在身体的外表面和体内管腔及囊（如胃、肠、血管、关节囊）的内表面
功能	具有保护、分泌、吸收和感受外界刺激等生理功能

二、结缔组织

结缔组织速记见表 3-2-2。

表 3-2-2　结缔组织

特点	细胞成分少，间质成分多，内有丰富的毛细血管，细胞没有极性，分散存在于细胞间质中，分布广泛，结构和功能多样
分类	疏松结缔组织、致密结缔组织、网状组织、脂肪组织、软骨组织、骨组织、血液、淋巴
分布	广泛分布于人体各处
功能	具有支持、连接、保护、防御、修复、运输、储存等功能

结缔组织相关名词

- 疏松结缔组织：又名蜂窝组织。基质较多，细胞与纤维较少，包括脂肪组织、浅筋膜。

- 致密结缔组织：纤维较多，细胞、基质较少，包括肌腱、韧带等规则的致密结缔组织和真皮、器官被膜等不规则的致密结缔组织。

- 肌腱：由包绕肌肉的致密结缔组织汇聚而成，属于规则的致密结缔组织。其结构特点为成束的胶原纤维紧密而平行地排列，位于肌腹两端呈索状或膜状，从肌肉传递力量给骨，带动不同骨的运动。

- 韧带：连接骨与骨之间的扁带状或索状结构，由致密结缔组织构成。其结构特点类似肌腱，大多位于关节囊外，也有少数存在于关节囊内。肌肉和肌腱作为动力稳定器，通过收缩牵拉产生运动；韧带则被视为静力稳定器，因为它们只抵抗拉伸而不收缩。

- 网状组织：是构成淋巴组织的基本组成成分，为血细胞的发生和淋巴细胞的发育提供适宜的微环境。其在体内并不单独存在。

- 脂肪组织：体内最大的能量储存库，由大量的脂肪细胞、少量疏松结缔组织和小血管构成。

- 软骨：致密结缔组织。其性质、功能因基质内蛋白比例的不同而有所不同，不含血管、神经，损伤后自愈率低。成人软骨分为透明软骨（纤维主要是胶原纤维，分布最广，如关节软骨、肋软骨和气管、支气管等，具有支持、缓冲和减少摩擦等作用）、弹性软骨（结构特点为细胞间质中含有大量的弹性纤维，并相互交织成网状，不透明，主要分布在耳郭和会厌软骨等处，有很强的弹性，起支持和保护作用）和纤维软骨（结构特点是间质中含有大量呈平行排列的胶原纤维束，间质很少，软骨细胞较小，主要分布于椎间盘、耻骨联合关节盘等处，具有支持、缓冲和承受积压等作用）。

- 半月板：膝关节内的关节盘，两片半月形的软骨板，叫作半月板。调整关节面使之更为适配吻合，以减少外力对膝关节的冲击和震荡。
- 骨组织：是人体最坚硬的结缔组织，骨组织既是构成人体各骨的主要成分，也是人体重要的钙、磷的储存库。骨组织可分为骨密质和骨松质。
- 血液：血液是一种液态的结缔组织，是由血清、血细胞组成的红色不透明液体。
- 淋巴：淋巴是一种液态的结缔组织，也叫淋巴液，是内含淋巴细胞并由组织液渗入淋巴管后形成的无色透明液体。

三、肌肉组织

肌肉组织速记见表 3-2-3。

表 3-2-3 **肌肉组织**

组成	主要由肌细胞组成（肌细胞呈细长的纤维状，因此又称为肌纤维）。肌细胞之间有少量的结缔组织、血管和神经。肌细胞质又称肌浆。肌浆中的肌丝是肌纤维收缩的主要依据
分类与分布	骨骼肌组织（是构成骨骼肌的主要成分）、心肌组织（分布于心脏）、平滑肌组织（主要分布于血管壁和许多内脏中空性器官的管壁）
特点	骨骼肌纤维和心肌纤维上均有横纹，属于横纹肌。平滑肌纤维无横纹。骨骼肌受躯体神经支配，为随意肌。心肌和平滑肌受自主神经支配，为不随意肌
功能	具有收缩功能

肌组织相关名词

- 明带与暗带：骨骼肌纤维肌浆中含有的肌原纤维由若干条粗、细肌丝有规律地平行排列组成。每条肌原纤维上都有明暗相间的带，粗肌丝互相平行排列于暗带，细肌丝互相平行排列于明带。由于肌原纤维沿肌纤维长轴平行排列，每条肌原纤维上呈现的明暗带就都排在了同一平面上，因此肌纤维呈现出规则的明暗相间的横纹，分别称为明带和暗带。

- 肌丝滑动：无论肌原纤维收缩或者舒张，粗、细肌丝本身的长度不变，只是细肌丝沿粗肌丝向暗带内滑入或滑出。肌丝滑动学说是目前公认的骨骼肌纤维收缩机制（图3-2-1）。

- 红肌纤维：肌纤维周围的毛细血管丰富，呈现红色，所以称为红肌。其肌纤维较细，肌原纤维细而少。受小运动神经元支配，主要依靠有氧代谢供能。收缩的反应速度较慢，收缩力量较小，但持续时间较长，不易疲劳，又称为慢缩肌纤维。

- 白肌纤维：肌纤维周围的毛细血管少，其肌纤维较粗，肌原纤维较粗多受大运动神经元支配，主要依靠无氧酵解供能，收缩反应速度快，力量大，但持续时间短，易于疲劳，又称为快缩肌纤维。

四、神经组织

神经组织速记见表3-2-4。

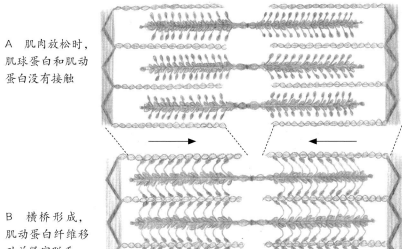

A 肌肉放松时，肌球蛋白和肌动蛋白没有接触

B 横桥形成，肌动蛋白纤维移动并紧密联系

C 横桥恢复至原位，与新的位点结合

图 3-2-1　肌丝滑动学说

表 3-2-4　神经组织

组成	主要由神经细胞（又称神经元）和神经胶质细胞组成
分布	遍布全身各器官、组织中
分类	根据神经元的功能可分为感觉神经元、运动神经元、联络神经元
功能	调节人体各系统的活动，以适应内外环境的变化

第四篇　运动系统

概述

形态各异的骨以不同形式连结在一起，形成骨骼，骨骼决定了人体的基本形态，并使肌肉可以附着在其上。当肌肉在神经系统的支配下收缩，牵拉其所附着的骨，带动可动的骨连结，并以其为枢纽，通过杠杆原理产生各种运动。其中，骨是运动的结构基础，骨骼肌是运动的动力装置，骨连结是运动的枢纽。这样，骨、骨连结、骨骼肌 3 种器官组成占成人体重 60%~70% 的运动系统又被称作人体运动的执行机构。

顾名思义，运动系统的第一个功能是运动。从简单的位移到复杂的语言发音，都是由运动系统密切配合、分工合作完成的。

运动系统的第二个功能是支持。骨骼作为支架支撑体重，形成人体的形态，并协同骨骼肌维持姿势。

运动系统的第三个功能是保护。骨骼与肌肉形成颅、胸、腹、骨盆等体腔，对众多的内脏器官形成保护和支持。

第一章

骨概述

一、骨

骨是以骨组织为主体构成的器官，是在结缔组织或软骨的基础上经过长时间发育形成的。活体骨由骨膜、骨质和骨髓以及血管、神经等组成，其内部不断地更新再建，受损伤时可修复与再生，具有新陈代谢和生长发育的能力。

二、骨的形态分类（图 4-1-1）

（1）长骨：多为长管状，由两端膨大的骨骺和中央的骨体组成，主要分布在四肢。

（2）短骨：多形似立方体且成群分布，主要分布于腕和踝。

（3）扁骨：多呈薄而坚固、面积较大的板状，主要分布在颅、肩胛等处。

（4）不规则骨：形状不规则的骨，主要分布在躯干、颅、髋等处。

（5）籽骨：于受压较大的肌腱内生成，包裹在肌腱内，是由肌腱钙化而成的扁圆小骨。

三、骨表面标志的名称

（1）骨的凸起：明显突出于骨面的称突，末端尖的称棘，底部较广的称隆起，表面粗糙不平的称粗隆，小的圆形隆起称结节，有方向扭转的粗隆称转子，线形高的隆起称嵴，低的隆起称线。

（2）骨的凹陷：浅而大的光滑凹面称窝，略小的窝称小窝或小凹，长形细窄凹陷称沟，如同压痕的称压迹。

（3）骨端：骨端圆形的膨大，视其大小称头或小头，头下方较细处称颈，椭圆形的膨大称髁，髁的最突出部分称为上髁，接近足部的髁称为踝。

（4）某些特殊形式：较平滑的骨面称面，骨的边缘称缘，缘的缺口或凹入称切迹。

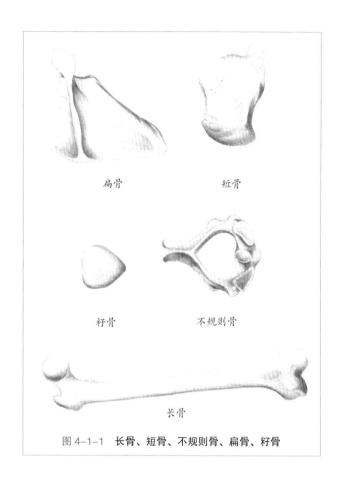

扁骨　　　　　　短骨

籽骨　　　　　　不规则骨

长骨

图 4-1-1　长骨、短骨、不规则骨、扁骨、籽骨

四、骨成分的变化规律

　　骨由无机物和有机物构成。随着年龄的变化，两者的比例关系也随之改变。成年人的骨成分中有机物约占 1/3，无机物约占 2/3，这使得成年人的骨坚硬又有弹性。老年人的骨成分中有机物不到 1/3，无机物大于 2/3，这种比例的骨硬而脆，易发生骨折。少儿的骨成分中有机物多，可达 1/2，这样的骨弹性大，但硬度不足，易发生畸形。

五、骨的功能

　　骨具有支持、保护、造血和作为钙磷仓库等作用。

六、影响骨生长的因素

影响骨生长的因素有种族、遗传、激素、营养、机械因素、生长因子、社会环境及心理因素等。

七、了解全身骨

全身骨由附肢骨和中轴骨两部分组成。成人全身共有 206 块骨（图 4-1-2）：上肢骨 64 块，下肢骨 62 块，以上附肢骨合计 126 块；颅骨 29 块（脑颅骨 8 块、面颅骨 15 块、听小骨 6 块），躯干骨 51 块（椎骨 26 块、肋骨 12 对、胸骨 1 块），以上中轴骨合计 80 块。

- 中轴骨：颅骨、舌骨、胸骨、肋骨、椎骨、骶骨、尾骨。
- 上肢带骨：锁骨、肩胛骨。
- 自由上肢骨：肱骨、桡骨、尺骨、腕骨、掌骨、指骨。
- 下肢带骨：髋骨（由髂骨、坐骨和耻骨融合而成）。
- 自由下肢骨：股骨、胫骨、腓骨、跗骨、跖骨、趾骨。

八、骨龄

在软骨内成骨的过程中，骨化中心的出现和骨骺软骨的完全骨化，具有一定的年龄规律，这种骨骺及小骨骨化中心出现的年龄和骨骺与骨干愈合的年龄，也是一种生物年龄，叫作骨龄。骨龄是反映个体发育成熟程度比较精准的指标。

九、骨骺

骨骺是儿童出生后在不同的时间内出现的二次骨化中心，骨干的端又名骨骺，较膨大并具有光滑的关节面，关节面由关节软骨覆盖。若骨骺愈合，则骨可能会停止生长。

十、骺板

儿童的四肢长骨干骺端与骨骺之间有一个盘状的软骨结构，称为骺板。骨骺

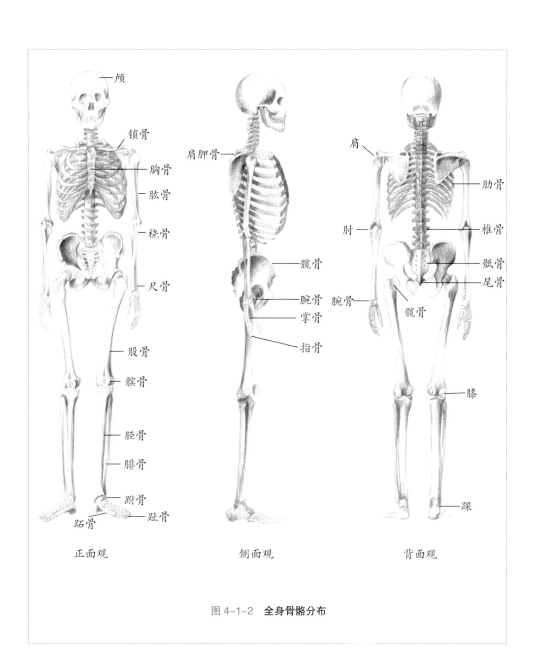

正面观   侧面观   背面观

图 4-1-2 **全身骨骼分布**

和骺板都是未成熟的四肢长骨的生长区域，也是儿童骨骼的最薄弱和最易骨折的部位。

十一、骨的结构

骨由骨膜、骨质、骨髓构成（图4-1-3）。

- 骨膜：结缔组织，包绕、营养和保护骨，分为骨内膜和骨外膜。
- 骨质分为：①骨松质：由针状、片状骨小梁交织而成的"海绵"状骨组织，填充有红骨髓，位于骨密质深面。②骨密质：由致密且规则的骨板构成。
- 骨髓：人体内的造血组织。存在于骨髓腔和骨松质中。5岁前，全身骨髓都是红骨髓；成人后，红、黄骨髓各占一半。失血时，黄骨髓又会变成红骨髓。

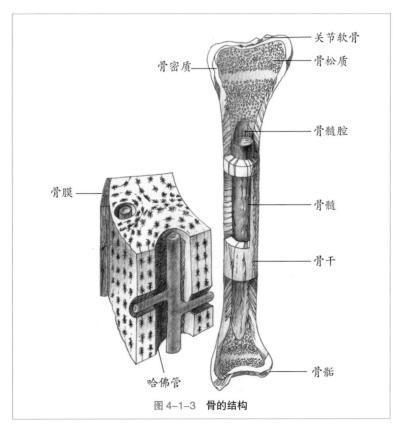

图 4-1-3　骨的结构

知识点应用解析

通过瑜伽使自己更高

在学习运动解剖学及生理学基础知识时，很多朋友对于骨的基本概念会有所忽视，认为骨与瑜伽的联系不如关节及肌肉同瑜伽体位练习的联系更密切。其实，只有了解骨的基础解剖和生理知识，才能更好地把握骨生长的规律，这对设计增加身高等方面的运动处方是非常重要的。下面，我们就从骨的基本解剖和生理知识入手，和大家一起设计一份关于增高的瑜伽运动处方。

首先，让我们先来了解骨是如何生长的，也就是我们是如何长高的。

长骨的生长依靠软骨内成骨来实现（在透明软骨的基础上，逐渐骨化而成）。早期骨骺与骨干之间保留一定厚度的软骨，即骺软骨，又称骺板或生长板。骺板软骨细胞继续分裂增殖及退化，破骨细胞及成骨细胞则不断从骨髓腔侧分解、吸收钙化的软骨基质，并形成过渡型骨小梁，使骨化不断向两端推进，长骨因而不断增长。骺软骨的生长速度特别快，尤其是四肢骨更为明显。四肢骨的骨化一般在18~20岁时完成，女性比男性早2年左右。全身各部位骨的骨化时间有先有后，如12岁时颅骨已全部骨化，椎骨完成骨化的时间在20~22岁。由于构成青少年脊柱的椎骨未完全骨化，椎骨之间的椎间盘也尚未完全成形，脊柱的生理弯曲度虽已形成，但尚未固定。所以，虽说17~20岁时，骺板逐渐停止生长而被骨小梁取代，在长骨的干、骺之间留下线性痕迹（称为骺线），骨就不再生长了，但一般来说，也有很多人是在19~24岁青春发育后期，长高才会完全停止。

如果在骨生长的这段时间里，尽量减少不良因素，就可能获得令人满意的身高。接下来，我们再来看一下影响骨生长的因素，这些因素通常有：种族、遗传、激素、营养、力学环境、生物活性物质、社会及心理因素、环境等。日本人体增高专家川爱义夫研究认为，影响东京中学生身高的主要因素中，营养占 31%，遗传占 33%，后天运动占 20%，环境占 16%。通常春季是身高增长最快的季节，在 3 月到 5 月的这 3 个月中，身高增加量等于 9 月到 11 月这 3 个月身高增加量的 2~2.5 倍。在成长过程中，因为疾病可以干扰正常的能量代谢和生长发育的过程，任何急、慢性疾病对生长发育都会产生直接影响，影响程度取决于病变涉及的部位、病程的长短和疾病的严重程度，但在病体恢复、营养跟上、循序渐进地增加体育活动之后，成长期人群会出现"赶上生长"的现象，从而弥补过去的损失。据报道，苏联的跳高冠军艾哈迈托夫 16 岁时，已经 2 年没有长高超过 1cm，采用隆斯基制订的运动处方 4 年后，共长高 23cm。苏联教授帕利科指出：合理的饮食和特殊的增高练习法，能使任何一个青少年增高。减少脊椎的弯曲度能使停止长高的成年人长高。苏联医学科学院院士斯坦尼斯拉夫·多列茨基评论帕利科增高方法时说："饮食、特殊的体育练习和合理的生活方式，确实可以促使青少年长高。"同样，由于合理运动的原因，也可以使老年人减少身高的损失。

在这里需注意的是，儿童、青少年如果经常进行适宜的体育锻炼，则可促进骨骺软骨的增殖与分裂，有助于营养的供应及吸收，刺激生长激素分泌，有益于身高的增长，这种增长可以是永久性的。但对于成人而言，体育运动的效果并不是永久的，当运动停止后，对骨的影响作用也会逐渐消失，这种经过锻炼的暂时增高，是由于关节距离加大和脊椎弯曲度减少的缘故。如果要维持身高，则必须坚持反复锻炼和注意饮食。现在市场上大部分增高助长器械就是根据这个原理制造的。不过，不管是否是成年人，经常进行适宜的体育运动可以给人带来一种称为"高人心态"的积极心理心态，这种不会觉得自己个子矮的心态在保持体态、阳光生活方面有着不可替代的作用。

根据上述原理，我们接下来设计一组各年龄段均可练习的瑜伽动作（图4-1-4）。

- 肩旋转功

- 椰树式
- 三角式
- 站姿转体
- 增延脊柱伸展式
- 舞姿
- 踏步伸展

练习时要注意循序渐进，充分热身以防止损伤，动作过程始终保持伸展控制感，每组动作重复6次以上。每完成1组动作，要稍事休息，让呼吸平稳，肢体充分放松。动作完成后可做仰卧伸展姿势。按有氧训练要求练习，每周不少于3次，每次不少于30分钟。阳光下的户外练习效果更佳。

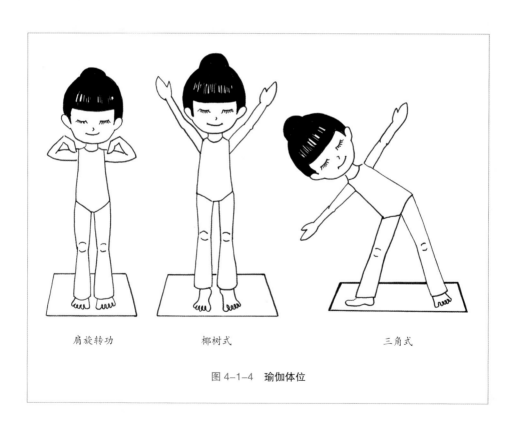

肩旋转功　　　　　椰树式　　　　　三角式

图 4-1-4　瑜伽体位

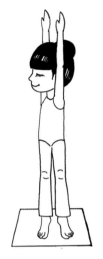

站姿转体

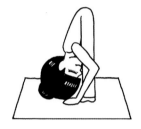

增延脊柱伸展式

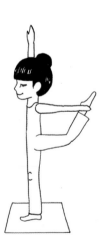

舞姿

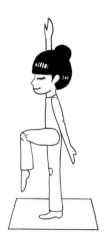

踏步伸展

图 4-1-4　瑜伽体位（续）

骨质疏松的运动康复原则

骨质疏松是多种原因导致的骨密度和骨质量下降，以低骨量和骨组织微结构破坏为特征，导致骨质脆性增加和易于骨折的全身性骨代谢性疾病。虽然各种人群均有发生，但以中老年人为多。

根据 Wolff 定律，骨在需要的地方生长，不需要的地方吸收。压缩载荷可以增加骨的形成。抗阻力训练可增加骨矿含量。肌肉对骨的牵拉和承重会按摩骨膜，改善骨的供血，促进骨组织营养物质的吸收。训练所产生的力作用于骨骼，改变了骨内压力，进而刺激成骨细胞生成，促进骨的重建，使骨密度和弹性增加。加强骨抗弯曲、挤压和扭转的能力，改善骨质疏松。活动减少或制动反而会降低骨强度。

所以一直以来，对于骨质疏松的运动康复基本都是强调循序渐进地进行肌耐力训练、低强度肌力训练以及必须结合低冲击性承重训练。基于上述原则，自体负重的低冲击有氧练习最为安全。这就使得瑜伽、普拉提成为了康复首选方法。

具体到课程的实践过程中，有如下问题不可忽视：

与骨质疏松相关的骨改变可使骨骼不能承受正常的应力，并极有可能导致病理性骨折的发生。病理性骨折最常见于椎骨、髋部、腕部和肋骨。低载荷重复次数较多和高载荷重复次数较少的应力负荷均可引起骨组织细微骨折。所以，运动训练部位应选择骨折危险性最大的部位优先进行。

骨量较低的患者进行训练时应避免屈曲脊柱，躯干、肢体的扭转等可造成继发性损伤的动作。训练强度应从适应开始，在无痛苦范围内进行，训练后不应使原有症状加重。

自体负重、肌肉等长收缩的安全系数相对较高。

注意训练计划中的体态调整部分，分散脊柱所承受的过多应力，在日常生活中保持正确姿势。

注意训练安全，防止跌倒、碰撞，并注意平衡、协调性等训练。

训练频率每周最少 3 次。

注意通过低强度有氧运动改善体能。养成良好的生活习惯，对长期骨质疏松及服药造成的心血管及肾脏负担过重会有良好的帮助。

最好将练习放在户外温和的阳光下进行。

老年或绝经后骨质疏松的患者，骨骼对力的感受性明显降低，运动强度稍大便会增加脆弱的骨小梁折断的危险。骨量却并不会增加。对于这类人群，训练仅具预防效果。

中老年女性长期大运动量可伴有激素水平低下，易导致骨质疏松，应引起注意。

第二章

骨连结概述

一、骨连结

骨与骨之间借结缔组织相连结，称为骨连结。骨以各种形式连结在一起后，形成人体骨架。

骨连结分类
- 无腔隙骨连结（纤维连接）（不动关节）
  - 韧带连结
    - 缝连结
    - 骨间膜与韧带联合
  - 软骨连结
    - 暂时性（透明软骨联合）
    - 永久性（纤维软骨联合）
  - 骨性结合
- 有腔隙骨连结（动关节或滑液膜关节）

二、骨连结分类

1. 无腔隙骨连结

无腔隙骨连结是在骨与骨的连结面上没有腔隙，此种连结大多数没有活动性。

2. 韧带连结

韧带连结是指两骨之间借致密结缔组织相连结。

（1）骨间膜与韧带联合：连结两骨之间的致密结缔组织呈束状或膜状，分别称为韧带联合和骨间膜。如椎弓间连结和前臂骨间膜（图 4-2-1）、胫腓骨间膜。

（2）缝连结：相邻骨之边缘借致密结缔组织相连，称为缝连结。如颅骨间的冠状缝和人字缝（图 4-2-2）。

3. 软骨连结

相邻两骨之间以软骨组织相连，称软骨连结（图 4-2-3）。

（1）暂时性软骨连结：只存在于青少年时期，以后软骨骨化成为骨性结合。如在 13~25 岁之后髂骨、坐骨和耻骨之间的软骨连结（图 4-2-4），骨化形成髋骨。

（2）永久性软骨连结：骨与骨之间的软骨连结终身保持软骨状态，不骨化。如椎间盘。

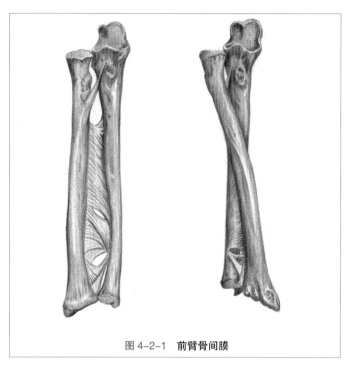

图 4-2-1 前臂骨间膜

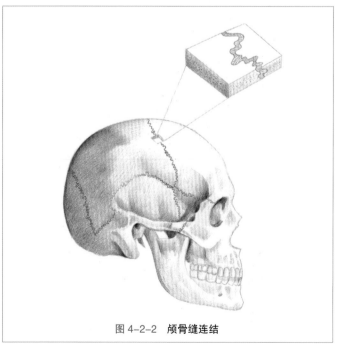

图 4-2-2 颅骨缝连结

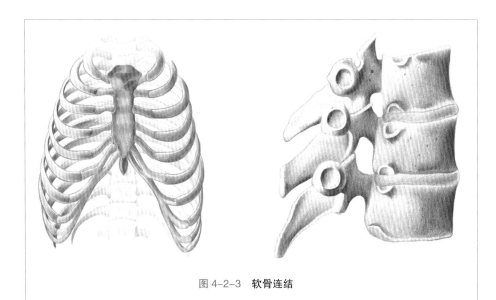

图 4-2-3　软骨连结

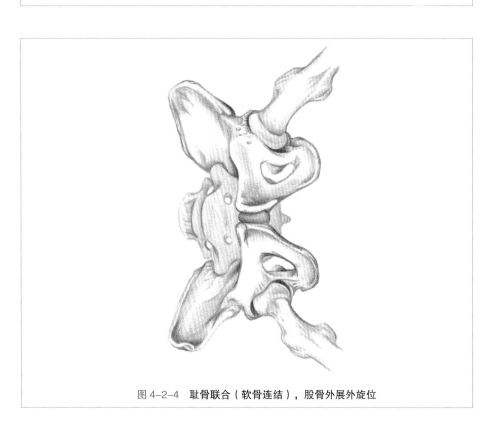

图 4-2-4　耻骨联合（软骨连结），股骨外展外旋位

4. 骨性结合

两骨间借骨组织连结，形成骨性结合。连结两骨间的骨组织一般由致密结缔组织骨化形成，如颅骨间的缝连结随着年龄的增长，可骨化成为骨性结合，或者由透明软骨骨化而成，如髂骨、坐骨、耻骨在髋臼处的骨性结合。

5. 有腔隙连结

骨与骨的连结面有明显的腔隙。这种连结的活动性较大，是身体运动的枢纽，又称为关节。关节是骨连结的最高分化形式。人体中大部分的骨连结为关节。因关节结构中有滑膜分泌滑液营养润滑关节，所以又称为滑液膜关节（图4-2-5）。

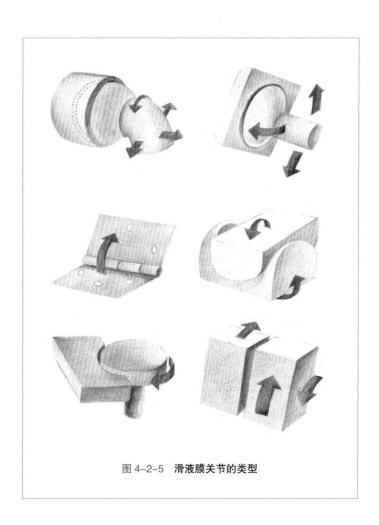

图 4-2-5　滑液膜关节的类型

- 由关节囊和关节面软骨所围成的密闭腔隙,有滑液膜分泌关节滑液,营养润滑关节,有较大的活动性,在肌肉的牵拉下能够产生运动。
- 由于滑液的分泌由运动逐渐产生,所以关节运动幅度宜从小到大循序渐进。

6. 过渡型骨连结

有一种连结形式介于有腔隙和无腔隙之间,是动关节和不动关节之间的过渡连结方式。连结面上有一条很小的并未完全贯通的缝隙,活动性很小,称为过渡型骨连结。这种连结又称为半关节,比如耻骨联合。

三、关节结构 (图 4-2-6)

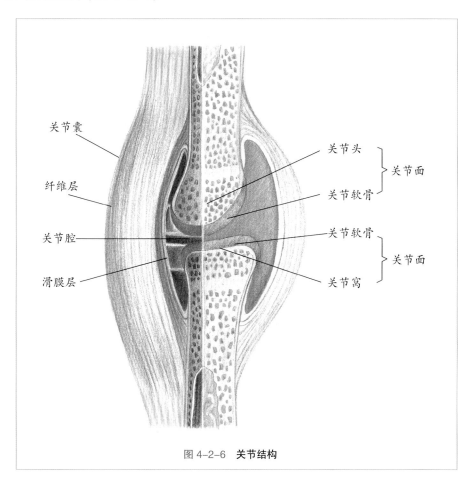

关节囊

纤维层

关节腔

滑膜层

关节头

关节软骨 } 关节面

关节软骨

关节窝 } 关节面

图 4-2-6 **关节结构**

1. **基本结构**

关节三要素：指关节的基本结构，有关节面、关节囊和关节腔。

（1）关节面：是构成关节的各相关骨的接触面。每一关节最少包括 2 个关节面，通常为一凸一凹，凹的称关节窝，凸的称关节头。关节面上均覆有 2~7mm 厚度的软骨，称关节软骨。

（2）关节囊：是连结关节将关节附着在其附近骨面上的膜性结缔组织囊。关节囊分内外两层：外层为纤维层，内层为滑膜层。

（3）关节腔：由关节囊和关节面软骨围成的密闭腔隙。其呈负压状态，内有少许滑液。

2. **关节辅助结构**

为增加关节的灵活性和稳定性，某些关节除具有必需的基本结构外，还形成了一些辅助结构，包括关节唇、关节内软骨、韧带、滑膜囊和滑膜襞等。

四、关节的运动

1. **运动环节**

运动环节指人体中能够围绕关节进行运动的一部分，如躯干、四肢等，或肢体的一部分，如上臂、前臂、大腿、小腿等。

2. **关节的活动**

关节的活动即人体中的运动环节绕某一关节的运动轴所产生的各种运动，名称详见运动解剖学术语中关节基本运动名称部分。

五、关节的分类

关节的分类 { 根据关节运动轴的数目和关节面的形状分类
根据构成关节的骨的数目分类
根据关节的运动形式分类

		滑车（屈戌）关节
	单轴关节	车轴（圆柱）关节
根据运动轴的数目和关节面的形状分类	双轴关节	椭圆关节
		鞍状关节
	多轴关节	球窝（杵臼）关节
		平面（微动）关节

根据构成关节的骨的数目分类　单关节
　　　　　　　　　　　　　　复关节

根据关节的运动形式分类　单动关节
　　　　　　　　　　　联合关节

（1）单轴关节：只能环绕一个运动轴运动的关节。

（2）双轴关节：有两个相互垂直的运动轴，构成关节的骨可在两个互相垂直的平面内运动，也可做环转运动。

（3）多轴关节：具有 3 个相互垂直的运动轴，可做各个方向的运动。

（4）滑车（屈戌）关节：这种关节的关节窝正中有矢状方向的嵴，与关节头的沟相对应，构造如同滑车，这个名称描述的是形状。屈的意思是弯曲；戌，指的是古兵器中长直柄的斧钺，放在这里有挺直的意思，所以屈戌的意思可理解为弯曲伸直，这个名称说出了这种关节的动作。因为这种动作的特点，这类关节又被称为枢纽关节。通常绕冠状轴做屈伸运动，如指关节、肘关节、膝关节等。

（5）车轴（圆柱）关节：关节头呈圆柱状，关节窝常由骨和韧带连成的环构成。运动环节可绕垂直轴或自身长轴做回旋运动，如上桡尺关节（桡尺近侧关节）、下桡尺关节（桡尺远侧关节）等。

（6）椭圆关节：关节头和关节窝皆呈椭圆形，具有冠状轴和矢状轴，运动环节能进行屈曲与伸展、内收与外展、环转运动，如桡腕关节。

（7）鞍状关节：两个关节面均呈鞍状，互为头和窝。可沿冠状轴、矢状轴两轴做屈曲与伸展、外展与内收、环转运动，如拇指腕掌关节。

（8）球窝（杵臼）关节：关节头为一部分球体，关节窝为与之相适应的窝状，称球窝关节，如肩关节。这类关节中有的关节窝较深，可包绕关节头的 1/2 以上，也称其为杵臼关节，如髋关节。但因关节窝较深，运动幅度相对受限。此类关节具有 3 个相互垂直的运动轴，可做各个方向的运动，而且运动幅度较大。

（9）平面（微动）关节：关节面为曲度很小的平面，只能做微小的运动，又称为微动关节或滑动关节，如肩锁关节、椎间关节等。

（10）单关节：由一个关节头和一个关节窝，即两块骨组成的关节，如肩锁关节。

（11）复关节：由两个或两个以上的单关节包在一个关节囊内的关节，每个单关节皆能单独活动，如肘关节。

（12）单动关节：能单独进行活动的关节即为单动关节，绝大多数关节属于此类关节。

（13）联合关节：指在结构上独立，但在运动时必须同时进行的两个或多个关节，如前臂的上桡尺关节（桡尺近侧关节）、下桡尺关节（桡尺远侧关节）。

六、关节活动幅度

关节活动幅度是指运动环节绕某一关节所具有的运动轴从动作开始到动作结束所能移动的最大角度。关节活动幅度与关节的灵活性和稳固性有关，也是评价柔韧性的重要指标之一。灵活性与稳定性是相辅相成的，过高的稳定性会限制关节的活动，使身体活动自由度受限，而过高的灵活性会使身体失去应有的保护，增加身体受伤的风险。在合理的健身训练中，这些均是不可忽视的重要因素。

七、影响关节活动幅度的相关因素

影响关节活动幅度的因素主要有关节自身结构因素和关节结构以外的制约因素。主要包括以下几点：

（1）关节面弧度差的制约或称为关节面之面积大小差异的制约：构成关节的关节面面积差别越大，则关节的运动幅度越大，如肩关节；反之，关节运动幅度越小，如髋关节。

（2）关节囊的厚薄和松紧度：关节囊薄而松弛的关节，运动幅度较大；反之，则运动幅度较小。

（3）关节韧带的多少与强弱：关节韧带多而强劲有力，则关节稳固性好，但关节活动幅度小；反之，则关节运动幅度大。

（4）关节周围肌肉的伸展性和弹性：关节周围肌肉的收缩力越强，关节越稳固；肌肉的伸展性和弹性越好，则关节活动幅度越大。

（5）关节周围的骨结构：关节周围的骨性突起小，则关节的运动幅度较大；反之，则越小。

（6）其他因素：年龄、性别、锻炼习惯等因素对关节的运动幅度也具有一定的影响。

从关节的远、近侧环节入手明确体位口令

瑜伽体位教学时，教练简洁明确的口令对于学员正确理解和掌握体位非常重要。在提炼口令的过程中，掌握运动环节与关节的差异，可以使这一过程变得更加简单。

身体的运动主要表现为人体的某些运动环节围绕某一关节的运动轴所产生的各种活动。其中，运动环节是指人体中能够围绕关节进行运动的人体的一部分，如头颅、躯干、四肢，或肢体的一部分，如上臂、前臂、大腿、小腿等。而关节则是在骨与骨的连结面上有明显的腔隙，具有较大活动性的骨连结。两者的相互关系为：环节是运动的杠杆，关节是杠杆的支点。或者可以说，环节以关节为支点进行运动。3个以上的环节构成1个运动链。运动链环环相扣构成了我们运动自如的身体。在这个完整的连结中，相对于某一关节而言，势必会出现远端和近端两个不同的环节（**图 4-2-7**），如**表 4-2-1** 所示。

表 4-2-1　关节的远端和近端环节

关节名称	近侧环节	远侧环节
肩关节	躯干	上臂
肘	上臂	前臂
髋	骨盆	大腿
膝	大腿	小腿

所以，在描述动作时，最好可以同时阐述关节和环节，并且对不参与运动的环节加以一定的限制条件。比如在描述站姿直角式的主要动作环节时，口令为：腹、背、臀肌收紧，在保持脊柱自然曲度的前提下，屈髋，有控制地向前放落躯干至骨盆与地面平行。在描述站姿前控腿的主要动作环节时，口令为：腹、背、臀肌收紧，保持身体稳定，屈左（右）髋，有

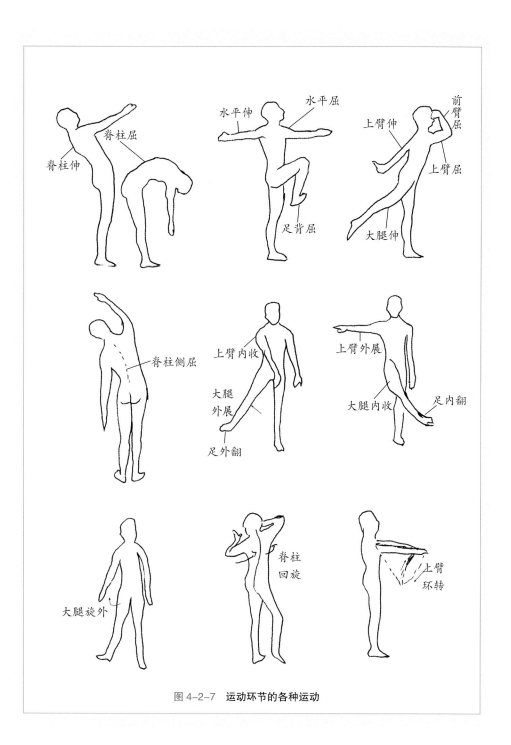

脊柱伸　脊柱屈
水平伸　水平屈
足背屈
上臂伸　前臂屈　上臂屈　大腿伸
脊柱侧屈
上臂内收　大腿外展　足外翻
上臂外展　大腿内收　足内翻
大腿旋外
脊柱回旋
上臂环转

图 4-2-7　运动环节的各种运动

控制地抬左（右）腿至与地面平行。

　　大家可以看到，上述两个动作中的运动关节均为髋关节，同样是髋屈曲动作，不同的是站姿直角式中，髋屈肌远端固定，髋关节近侧环节动作，而站姿前控腿式中则是髋屈肌近端固定，髋关节远侧环节动作。这时如果只简单地将动作描述为髋屈曲，则容易造成练习者理解上的差异。

　　对于远侧环节与近侧环节都参与运动的动作，更是要区分好两侧环节的运动幅度，才能更好地进行动作分析，进而掌握体位要点。比如顶峰式，肩带、肩关节、骨盆带、髋关节及其相关的运动环节，都参与了动作，而躯干则保持相对稳定。这时，作为瑜伽练习者，首先要牢记帕坦伽利在《瑜伽经》中的教导：体位是舒适稳固的姿势。想象一下提起地面上的一条直线，将其变成山那样的三角形，要有向上的这个力点才能完成。将尽量向上举与躯干呈一条直线的身体想象成这根直线，那这个向上的力点正好落在髋关节上，完成动作时髋屈肌基本是在做无固定收缩运动（肌肉两端的附着骨都参与运动），并且借助髋关节两侧环节尽量屈曲的动作，使肩带和肩关节周围的肌群得以伸展。基于此，顶峰式的口令主干依旧是以髋关节动作描述为主，比如：腹、背、臀肌收紧，动作中保持脊柱的正常曲度，感觉有钢线拉着臀向后斜上方提，感觉双膝向上提，身体的重量压向双脚跟。如果双手向前滑，说明臀不够向上和向后。

　　对于大众练习者来说，专业的关节、肌肉等运动解剖术语他们未必有兴趣了解，而运动环节作为身体部位的名称却是众所周知的，也是教学中常被提起的，这样在动作分析中更清楚地了解其作用，必将使练习者能更为准确、易懂地接受教学口令。

第三章

骨骼肌概述

骨骼肌简称肌肉，属于横纹肌。绝大多数附着于骨骼上，在神经系统的支配下牵引骨以关节为支点进行活动，从而引起人体的各种动作。骨骼肌在人体内分布极为广泛。成人的骨骼肌约占体重的 40%（女性为 35%），其中四肢肌占全身肌肉的80%，下肢肌占全身肌肉的 50%。人体全身共有骨骼肌 600 余块（肌肉数目因统计方法不同而有所差异），呈对称分布。我们在体育健身动作分析中常用的约有 70 对。

一、骨骼肌的构造

每块肌肉皆是 个器官，主要由肌组织构成，其具体构造为（图 4-3-1）：

骨骼肌构造 基本结构：肌腹、肌腱、血管、神经
辅助结构：筋膜（深筋膜、浅筋膜），腱鞘，滑膜囊，籽骨

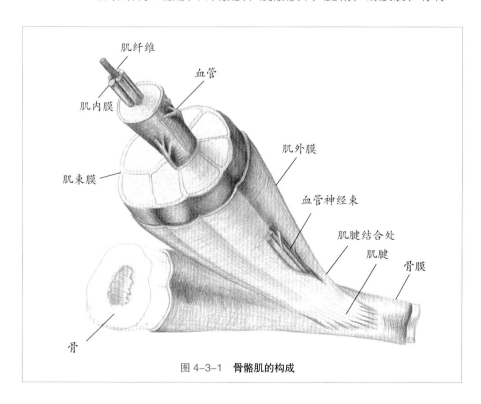

图 4-3-1　**骨骼肌的构成**

（1）肌腹：肌肉中部色红质软的肌性组织，有收缩能力。主要由肌纤维构成，每条肌纤维长度为 1mm 至 15cm，较长的肌肉由若干肌纤维连接而成。每条肌纤维外均包有肌内膜。100~150 条肌纤维集合在一起形成肌束，外面包有肌束膜。若干肌束组成整块肌腹，外包肌外膜。在肌内膜、肌束膜、肌外膜中，分布有丰富的血管和神经，决定着肌肉的营养和神经支配。

（2）肌腱：是肌肉两端由胶原纤维束构成的索状或片状的致密结缔组织，色白质硬，分别附于两块或两块以上的不同骨上，无收缩能力，但具有很强的抗张力。

（3）血管与神经：①躯体运动神经：支配骨骼肌动作，一个运动神经元连同其所支配的肌纤维构成一个运动单位；②躯体感觉神经：起于肌梭及腱梭等本体感受器，将肌肉感觉及张力状况传导至运动神经中枢；③内脏运动神经中的交感神经：支配肌肉中的血管，调节肌肉的血液供应、物质代谢等。

（4）浅筋膜：位于皮肤深面，由疏松结缔组织构成，可保护肌肉。

（5）深筋膜：位于浅筋膜深层，由致密结缔组织构成，包被全身的肌肉和血管、神经等，可构成肌间隔和肌鞘，保证肌肉或肌群的独立活动。约束肌肉牵引方向，扩大肌肉附着面，同时具有保护功能。

（6）腱鞘：某些长肌腱表面所包围的结缔组织鞘管就是腱鞘。由外层厚而韧的腱纤维鞘和紧贴肌腱的腱滑膜鞘构成，两层之间有滑液。腱鞘对肌腱的作用主要是约束其活动，减少其与骨面的摩擦。

（7）滑膜囊：结缔组织囊，内有滑液，在软组织与骨之间减少二者间的摩擦。主要有肌下滑膜囊、腱下滑膜囊和皮下滑膜囊。在这里我们可以简单地记住滑膜囊和滑膜襞之间的区别：向外突的是滑膜囊，向内突的是滑膜襞。

（8）籽骨：包裹在肌腱内，由肌腱骨化而成的小骨。通常出现在受压较大的肌腱位置，每个人都有，人体最大的籽骨是髌骨。籽骨多位于肌肉止点处肌腱与骨之间，其主要作用为：①减少摩擦，保护肌腱；②改变肌肉牵引方向；③增大力臂，提高肢体的运动速度和肌肉的牵引力量。

二、骨骼肌的分类和命名

1. 根据肌肉形状

（1）长肌：主要分布于四肢，收缩可引起肢体大幅度的动作。

（2）短肌：主要分布于躯干深层，能持久收缩。

（3）扁肌：主要分布于胸腹壁，又称阔肌，除运动功能外，还可保护脏器。

（4）轮匝肌：主要分布于孔或裂周围，由环形肌纤维构成，收缩能使孔或裂闭合。

（5）三角形肌：三角肌。

（6）斜方形肌：斜方肌。

（7）菱形肌：菱形肌。

（8）锯齿形肌：前锯肌，上、下后锯肌等。

2. 根据肌头与肌腹的数量

（1）根据肌头数量分类和命名：二头肌、三头肌、四头肌。

（2）根据肌腹数量分类和命名：二腹肌（下颌骨下方）和多腹肌（腹直肌）。肌腹与肌腹之间以腱相连。

3. 根据肌纤维排列方向

（1）直肌。

（2）斜肌。

（3）横肌。

4. 根据肌肉功能

（1）屈肌、伸肌。

（2）展肌、收肌。

（3）旋前肌、旋后肌。

（4）括约肌、开大肌。

（5）提肌、降肌。

5. **根据关节肌的位置与起止点附着部位**

（1）位置：胸肌、腹肌、肋间肌、臀肌等。

（2）起止点附着：肱桡肌、胸锁乳突肌等。

6. **根据肌肉跨过的关节**

如单关节肌、双关节肌和多关节肌。

三、骨骼肌的分配规律及特点

作为人体运动的原动力，骨骼肌的分配布局主要与人体的进化和关节的运动轴有关。

（1）与直立行走和劳动特点的关系：身体各处所承受的负荷及其相关的功能活动，决定着该部位肌肉的体积、数量和灵活性。比如由于人直立行走，下肢肌肉较上肢肌肉发达，躯干伸肌较屈肌发达。由于使用工具及劳动的影响，上肢屈肌较伸肌发达，支配手指运动的肌肉数目多，细小而灵活。

（2）与关节运动轴有关：因为运动环节绕每个运动轴都可做方向相反的两组运动，所以，会有作用相反的两组肌群分布于关节的任何一个运动轴两侧。也就是说，单轴关节有两组作用相反的肌群，双轴关节则为 4 组，而多轴关节会有不少于 6 组作用相反的肌群。

四、骨骼肌的物理特性

（1）伸展性：由于外力作用骨骼肌可能被拉长，该特性被称为骨骼肌的伸展性。

（2）弹性：骨骼肌伸展拉长后可恢复原长度的特性称为骨骼肌的弹性。

（3）黏滞性：骨骼肌收缩时，由于其内部胶状物质（原生质）的黏性会产生一定的阻力，称为黏滞性。黏滞性同温度变化成反比。

五、骨骼肌的起止点与动定点

（1）起止点：骨骼肌的起止点是指每块肌肉在不同骨上的附着点。通常情况下，起点是指靠近身体正中面或在四肢近侧端的附着点，止点则是指远离身体正中面或在四肢远侧端的附着点。肌肉的起止点是固定不变的。

（2）动点和定点：当肌肉收缩时，相对固定或运动幅度较小的附着点称为定点，相对运动或运动幅度较大的附着点称为动点。动点和定点会因运动环节的工作变化而发生变化。

六、骨骼肌的工作术语

（1）骨骼肌的起点与止点：肌肉在骨上的附着点被称为骨骼肌的起点和止点。靠近身体正中面或在四肢近侧端的附着点通常被称为起点；远离身体正中面或在四肢远侧端的附着点通常被称为止点。

（2）骨骼肌的定点与动点：肌肉收缩时，相对固定或运动幅度较小的骨附着点称为定点，相对运动或运动幅度较大的骨附着点被称为动点。

（3）近端固定与远端固定（近侧支撑与远侧支撑）：肌肉收缩时，起点为定点，也就是起点相对固定，称为近端固定或近侧支撑；肌肉收缩时，止点为定点，也就是止点相对固定，称为远端固定或远侧支撑。

（4）上固定与下固定（上支撑与下支撑）：这个术语通常用在分析人体头颈和躯干肌工作时，若肌肉收缩时，靠近颅侧的附着点为定点，则称为上固定或上支撑；若肌肉收缩时，靠近足侧的附着点为定点，则称为下固定或下支撑。

（5）无固定：当人体头颈和躯干肌肉收缩时，肌肉的起点和止点所附着的骨都参与运动，这时则称为无固定。

（6）肌肉初长度：肌肉收缩前的长度称为肌肉的初长度。

（7）肌肉力量素质：指人的身体或身体的某些部位用力的能力，也就是在人体运动中肌肉克服内部和外部阻力的能力。

（8）肌肉柔韧素质：用于评价人体各环节运动幅度的大小。

（9）肌拉力线：从肌肉的起点中心向肌肉的止点中心连一条直线，这个表示肌肉拉力方向的线段就是肌拉力线。因为当肌肉收缩时，肌肉中的每条肌纤维都会对肌肉的起点和止点产生拉力，肌拉力线代表了肌纤维的合力作用线。

（10）主动不足与被动不足：当多关节肌收缩发力时，对其中一个关节充分发挥作用后，对另一个关节（或者说对其余关节）不能充分发挥作用，这种现象称为多关节肌的功能性主动不足（或原动肌力量不足）；当多关节肌被拉长伸展时，已经在其中一个关节被充分拉长后，在另一个关节（或者说其余关节）就不能被充分拉长，这种现象称为多关节肌的功能性被动性不足（或拮抗肌的伸展性不足）。

（11）PNF 伸展：又称为本体感受神经肌肉性促进法，即采用刺激人体组织感受器"本体觉"来募集最大数量的运动单元参与运动，激发其潜力来促进神经肌肉功能的恢复，从而提高锻炼效果。瑜伽或普拉提中最常使用的 PNF 伸展只是其中一种"收缩—放松"练习。它是利用牵拉肌肉引起其牵张反射，促使痉挛或紧张的肌肉放松，达到加大关节活动幅度的目的。练习步骤是：16 秒以上的静态伸展，然后被拉长的肌肉对抗阻力 4~6 秒，再使肌肉放松 6 秒，接下来这组肌肉会在静态伸展中达到更大幅度。如此重复 3~5 组。

（12）静态伸展：缓慢、渐进，在受控制的状态下进行的全幅度伸展。

（13）动力性伸展：动力性伸展不是简单的弹振，而是始终具有控制感、节奏性和力量性的拉伸，比如中国武术中的踢腿、弹腿。

（14）等长收缩：肌肉收缩时，长度没有明显变化，只是环节保持一定的姿势，叫作等长收缩，又称为肌肉的静力性工作。

（15）等张收缩：肌肉收缩时，长度发生了明显变化，环节发生了位移，叫作等张收缩，又称为肌肉的动力性工作。此种收缩又分为两种：向心收缩（肌肉收缩时动点向定点靠拢，环节向肌肉拉力方向运动，肌肉变短）与离心收缩（肌肉收缩时动点移离定点，环节背向肌肉拉力方向运动，肌肉变长）。

（16）等动收缩：肌肉收缩的力量始终与阻力相等。在运动范围内都能产生最大张力。

（17）原动肌：在完成某一动作的过程中起主要作用的肌肉或肌群称原动肌。又分为主动肌与次动肌（辅助肌）。

（18）拮抗肌（对抗肌）：与原动肌作用相反的肌肉或肌群称拮抗肌（对抗肌），位于原动肌的动侧。

（19）固定肌（稳定肌）：当肌肉收缩时，产生的拉力可使其所附着的两骨发生相向运动，为了充分发挥原动肌对动点骨的作用，就需要有肌肉或肌群固定其定点骨，这些固定原动肌定点骨的肌肉称为固定肌。

（20）中和肌：原动肌对定点骨具有两种以上的作用时，为了充分发挥其中一种作用，需要有肌肉抑制其另外的作用，这些抵消和抑制原动肌不显著功能的肌肉称为中和肌。

七、发展骨骼肌力量素质的原则

（1）全面训练原则。

（2）针对性训练原则。

（3）抗阻力训练原则。

（4）均速训练原则。

（5）全幅度训练原则。

八、发展骨骼肌柔韧素质的原则

（1）准备活动原则。

（2）循序渐进原则。

（3）动静结合原则。

（4）交替进行原则。

（5）利用多关节肌的被动不足提高训练效果。

以瑜伽体位发展身体柔韧素质的原则

说起瑜伽体位练习，人们头脑中的第一反应通常是，这会让身体变得很软。更有甚者，以将身体软成橡皮泥为练习目标，一味盲目伸展，终使身体越来越多的关节无法保持稳定，出现各种运动障碍及损伤。其实，当练习者对发展身体柔韧素质的解剖学依据有所了解后，依从相关原则予以训练，作为瑜伽体位练习特色的柔韧素质的发展也必然会以安全健康为前提得到更多大众的认同。下面，我们一起了解关于柔韧素质的解剖学及练习常识。

柔韧素质是指人体各环节运动幅度大小的能力。柔是指拉长的范围，韧是指保持一定的力量，控制关节不受损伤的最大活动幅度的能力。柔韧在运动幅度中含有力量与速度的因素，整个动作过程中肌肉始终能保持自制自控、快速有力的收缩。柔与韧水乳交融，刚柔相济，提高动作的效果，增强活动的功能，改善关节肌肉的血液养分供应，使动作更加协调和准确，有助于肌力和速度的增强，减少运动损伤及运动酸痛的发生，并且有助于放松肌肉、稳定情绪。

柔韧素质既同关节囊、肌腱、韧带、肌肉、皮肤以及其他相关组织的弹性和伸展能力有关，又同关节本身的结构有关。其中，关节的骨结构是不能改变的，柔韧度的改善只能通过对前者的合理性训练获得。年龄、性别、遗传、疲劳程度、心理因素、营养等因素也在一定程度上影响着柔韧素质。这些需要在日常练习中予以注意。

肌腱、韧带、关节囊和肌肉是保护稳定关节的主力军，同样也是改善身体柔韧素质的主要练习对象。肌腱、韧带和关节囊是紧密围绕、连接和稳定关节的主要结构，肌肉自关节外部补充加固，它们共同作用，稳定关节，限制关节，使其在一定范围内活动，从而保护关节不超出最大的解剖伸展度而受伤。根据它们的解剖属性，在进行柔韧性训练时要注意以下原则：

一、不可缺少的准备与热身

因为肌肉、韧带、关节囊等软组织是黏滞体，具有黏滞性，会在身体动作时产生一定的阻力，易发生损伤，所以应在运动时尽量降低黏滞性所带来的负面影响。黏滞性与温度的变化关系密切，温度越高，则黏滞性越小。因此在练习时必须进行充分的热身活动或进行运动前按摩，以提高肌肉等软组织的温度，降低黏滞性。这样不但可以提高肌腱、韧带、关节囊、肌肉等组织的伸展性，还能有效减少运动损伤。

二、持之以恒，循序渐进

因为肌腱、韧带、深筋膜、关节囊等致密结缔组织的主要成分为胶原纤维，其抗拉力强，弹性较差，其塑性展长作用需要在持续的牵张作用下方可产生和保持，所以需要长期训练。同时，身体靠惯性在近乎失控的状态下反复弹动的做法易使胶原纤维发生衰竭从而引发损伤。所以，训练时应先易后难，逐渐增加幅度与强度。并且练习应在缓慢、渐进、受控制的状态下进行全幅度伸展，在遇到的障碍点停留 4~5 次深呼吸，然后感觉身体循序渐进的改变。也就是在练习之初以缓慢、渐进、受控制、全幅度的静态伸展为主，然后渐渐地加入练习过程，包含静力伸展和肌肉的主动收缩过程的 PNF 伸展，并尽量形成良好的运动习惯，持之以恒地练习，这不但有利于保持和发展柔韧素质，对减少躯体的脂肪堆积也有积极的帮助。

三、动静结合，柔不掩韧

有研究指出，大强度、长时间静力拉伸存在降低速度和影响爆发力水平及敏捷能力等问题。中国武术中也有"打拳不遛腿，一生冒失鬼"的说法。其实这个道理很好理解，就像拉弓放箭，弓拉得越开，箭就射得越远。但长期弓弦张满却引而不发，弓弦势必会拉长变形使弹性及力量减弱。这些问题的形成与长期静力拉伸易造成局部供血不足，影响软组织的新陈代谢，软组织变形丧失弹性甚至肌梭的功能受到抑制有关。换句话说，长时间、大强度的静力性拉伸形成的是松弛而不是柔韧，要想杜绝这一问题，需要配合动力拉伸。动力拉伸不是简单地弹振，而是始终具有控制感、节奏性和力量性。比如中国武术的踢腿练习、跆拳道的下劈腿动作等，腿高速踢出，要带力同速下劈而不是让腿变成自由落体。在瑜伽体位练习中，当长时间的静力拉伸后，可进行肢体有控制地落下练习或可适当借鉴普拉提练习中的单双腿伸展、腘绳肌拉伸、侧踢、空中剪刀、泳姿等节奏感、速度感和控制感较强的动作来进行。这样既可提高伸展性，又可提高软组织的韧性与弹性，使身体保持应有的敏捷反应、速度及爆发力。

四、柔韧素质与力量训练相结合

单纯的柔韧度训练，不但会影响关节的稳固性，出现运动障碍及损伤，同时会促进负重关节的退行性改变，不利于保护脊椎，对人体正确姿态的形成也有不利影响，这些，都需要力量性训练来弥补；而单纯的力量训练则会降低身体的柔韧性，影响活动功能，不利于释放压力及良好地表现动作，这些则需要柔韧性训练来弥补。所以二者相辅相成，两种训练要有机地结合穿插进行，才能共谱人体的健与美。瑜伽体位练习中，不乏徒手抗阻力训练，比如各种板式、各种战士及蹲功系列姿势、各种卷腹姿势及无支撑背伸姿势，这些练习是每节训练课程组合中的必须做的体位训练，不可因个人喜好而有所偏颇。对于当前女性练习者占绝大多数的瑜伽市场而言，力量训练更可帮助女性练习者消除更年期骨质疏松的困扰，并使其身体仪态更佳。

浅析瑜伽体位练习与肌肉力量训练的关系

肌肉力量是通过肌肉收缩克服和对抗阻力完成动作的能力，可以实现身体的各种运动，也是制约和影响速度、灵敏性与协调性等身体素质的重要因素，所以是人体必须具备的一种重要的体适能素质。甚至有说法认为，力量素质是所有身体素质的基础。在对抗衰老、防治骨质疏松、雕塑形体、维持姿态等方面，力量练习具有不可替代的功效。作为一堂完善的瑜伽体位练习课程，力量训练自然是必不可少的，只是，瑜伽体位的力量训练具有自己独特的风格。

肌肉力量根据肌肉的收缩形式分为静力性力量和动力性力量。动力性力量使身体产生明显的位移，而静力性力量则使身体维持某种姿势或使关节保持一定的位置不动。所以瑜伽体位训练的特点决定了其肌力训练是以静力性训练为主导的练习。

静力性力量特指肌肉进行等长收缩（肌肉收缩对抗阻力时长度不变）时所产生的力量，练习时，肌肉可以保持原静止长度进行紧张用力工作，也可以在缩短一定程度时进行紧张用力工作。肌肉能够承受的运动负荷较大，可以很好地发展最大肌肉的力量。不过，等长练习时肌肉对血管的压力增大，影响肌肉的血液和氧气供应，虽然这种状态对肌肉的无氧代谢能力的提高和肌肉毛细血管的增生有利，但对于高血压患者来说，却应该尽量避免，所以高血压患者的瑜伽体位定型时间通常在 2~4 秒内。静力性力量对保持人体的姿势具有重要意义，日常生活中能静坐在课堂或会议室中听讲，能静立排队或候车，瑜伽体位练习中各动作的定型停留以及各种坐姿及静态练习，都是静力性力量在发挥作用。当以古典瑜伽的练习态度认真地保持哪怕 1 分钟的山立功，甚至直角坐，也会体会到静力性力量练习的存在，认为瑜伽体位只是一种柔软体操的偏见也会因此消失。

动力性力量中的离心收缩力量在瑜伽力量训练中也占有一席之地。离心收缩力量指肌肉在对抗阻力的过程中表现出来的抗阻力的运动能力。肌肉在负重条件下被拉长的动作均属此类动作。比如手持易损重物时有控制地缓慢放落，手臂肌肉进行的就是离心收缩。瑜伽体位训练时，奔马式动作定型时的股四头肌，单腿或双腿背部伸展动作进程中的背肌，控腿式动作中的腘绳肌，卷腹练习过程中有控制地放落身体时的腹肌等，所进行的都是离心收缩。研究发现，肌肉在进行离心收缩时，所产生的最大离心张力比最大向心张力大 30%，也就是说，离心收缩练习比向心收缩练习可以对肌肉产生更大的练习刺激。有人认为，因肌肉在拉长的状态下抗阻力易引起肌肉结缔组织损伤，所以离心收缩练习的不足之处在于训练后引起的肌肉疼痛程度较明显。但在长时间的古典瑜伽教学体验中，这方面的不足并不明显。因为瑜伽体位练习中大量的伸展训练足以弥补这方面的不足并符合力量训练中全幅度训练原则的要求。也就是说，进行肌肉力量练习时，首先在关节所能达到的最大范围内，全幅度拉伸工作肌群，再进行大幅度力量训练。这使得练习达到了既发展肌肉力量又能充分发展肌肉及关节周围软组织伸展性的目的，大幅度减少了运动损伤的发生。

　　很多练习者对力量训练心存拒绝的原因是担心肌肉变得肥大，不过，根据目前的研究表明，力量训练可以提高肌肉的力量，改善肌肉的收缩能力的效应不只是通过肌肉肥大来实现。改善肌肉神经控制、肌纤维类型转变和肌肉代谢能力增强等多种机制都是引起肌肉力量增强的重要原因。而神经控制是早期力量训练的优秀运动员和女性锻炼者提高肌肉力量的重要生理学原因，其主要表现形式是提高中枢神经对外周运动单位活动的募集能力，改善运动单位活动的同步化程度和不同肌群活动的协调性等。瑜伽练习对人体神经及内分泌系统的保健功效有利于充分发挥这方面的优势。虽然瑜伽体位课程也提倡超负荷原则，但这里所指的超负荷不是指超过练习者本人的最大负荷能力，而是指训练负荷应不断超过平时采用的负荷，这其中包括负荷强度、负荷量和练习频率，并始终保持在一个渐进的过程中。加之瑜伽练习的低强度、低次数、完全休息的训练模式，不存在肌肉围度发生大幅度改变的可能。瑜伽练习中对于深层肌肉的关注和充分的伸展反而会更易形成流畅的肌肉线条，形成健硕且线条流畅的好身材。

如何找准体位练习中的能量线

艾扬格在《瑜伽之光》里说："确信把每种瑜伽体式的最终体位以大尺度照片印刷出来，将有助于练习者感受到体内五大元素有节律的平衡。"在日常练习中，我们也经常会从一些外教口中听到"感受身体的能量线"这样的口令。这样的教学会让练习者感受到瑜伽的神秘，同样，也会让练习者在跟随时不明所以。甚至为了追求所谓的能量流动或元素节律而忽视自身的体能标准，造成不必要的运动损伤。下面，我们从运动解剖学的角度来认识这个神秘的能量线。希望对大家的练习有所帮助。

从运动解剖学的观点来说，能量线也就是在动作时肌拉力线在身体上的体现。大家知道，每块肌肉的附着点可分为起点（origin）与止点（insertion）。起点通常是指靠近身体正中面或在四肢近侧端的附着点；止点则是指远离身体正中面或在四肢远侧端的附着点。在肌肉收缩时，相对固定或运动幅度较小的骨附着点，称为定点；相对运动或运动幅度较大的骨附着点，称为动点。肌肉的起点和止点是固定不变的；动点和定点可因环节工作条件的变化而相互转化。

当肌肉运动时，肌肉中的每条肌纤维均可对其起点和止点产生拉力，若将该肌肉的所有肌纤维拉力的总和用线段来表示，即可称其为肌肉拉力的合力作用线，简称肌拉力线。

确定肌拉力线的方法很简单，就是从肌肉的起点中心到止点中心连一条直线，即为该肌肉的肌拉力线。但是，肌肉的形状各式各样，差别很大，有的起点不止一个，有的肌纤维走向不一致，有的在途经的骨突处改变了方向。这时，如何确定肌拉力线呢？类似于这种问题，肌拉线应根据具体情况来定。

- 比如斜方肌，起点位于枕外隆凸和枕骨上颈线内 1/3 段、颈韧带、第 7 颈椎棘突、所有胸椎棘突和相应的棘上韧带外，起点范围既宽且广。

但斜方肌分为 3 束：上束纤维向外和侧方延续，止于锁骨的外侧 1/3 后缘；中束纤维水平走行，止于肩峰内侧缘，肩胛冈后缘的上唇；下束纤维向上和侧方走行，在肩胛附近聚合成 1 个腱膜，止于其尖端的 1 个结节。这时，我们可以用 3 条线来表示斜方肌 3 个部分肌纤维的拉力线。

- 比如三角肌，起点位于锁骨的外侧段、肩峰和肩胛冈，肌束逐渐向外下方集中。止于肱骨三角肌粗隆。肱骨上端由于三角肌的覆盖，使肩关节呈圆隆形（图 4-3-2）。这时，虽然也可用 3 条线来表示三角肌的肌拉力线，可是，在做肩下压这样的动作时，那个圆隆形怎么处理呢？这时，我们在起止点间再加上 1 个点，就是肩头这个点，也就是，我们从起点拉线到肩头，然后从这个拐弯处再拉线到止点就可以了。

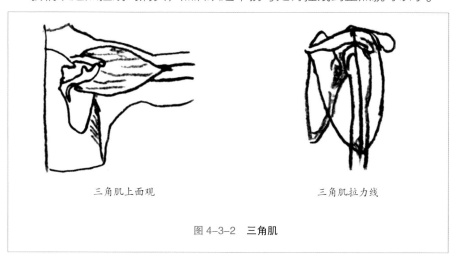

三角肌上面观　　　　　　　三角肌拉力线

图 4-3-2　三角肌

根据以上背景知识，我们解释一下"能量线"和"元素节律稳定"口令的含意：

（1）使身体各部位回到正确的解剖位置，比如，使脊椎保持正常的曲度，使骨盆中立等。

（2）使肌肉转绕运动轴正确地工作，比如确定动作是外展还是外旋，因为只有做到这两条才能有正确的肌肉拉力线。

（3）使肌肉确实动起来，得到充分的收缩或伸展，使得肌肉的起点和止点间的距离改变在身体上即可明确表现出来。肌肉拉力线在动作定型时可充分体现。在普拉提练习中，我们经常听到的"延长"也就是这个意思。这时的动作同随意的抬抬胳膊动动腿是有很大区别的。

（4）动作中原动肌与拮抗肌的表现均衡，动作不至于变形引起损伤，比如躯干、膝关节、肘关节的超伸等。

（5）呼吸节律正常，没有上气不接下气的情况。

（6）注意力关注于身体的感觉。

其实，所有这些也脱不开《瑜伽经》中对体位的定义：体位应舒适、稳定、了了分明（Sthira sukham asanam）。

知识点应用解析

浅释匀速训练原则

练习过瑜伽体位的朋友都知道这样一句话："练习时，请将注意力放在身体的感觉上。"注意力放在身体的感觉上，可以很好地使身体置于受控制的状态下，这样既可以保证训练的效果和安全性，又符合《瑜伽经》中关于"瑜伽是之于识与念的控制"这样经典的定义。而要做到注意力始终在身体的感觉上，首先要做到的就是练习时保持动作过程的匀速。

我们从力量和柔韧两个方面来阐述匀速训练的重要性和如何做到动作过程中的匀速训练。

肌腱、韧带、筋膜和关节囊等致密结缔组织的主要成分为胶原纤维，其抗张力很强，但弹性较差。另外，这些组织由于自身结构的原因，具有黏滞性。缓慢、匀速、循序渐进地练习有助于降低这些组织的黏滞性，提高组织性能，减少运动损伤。

研究表明，快的动作速度，肌肉只是在动作开始和结束时用力。同时，动作速度过猛会出现惯性作用，降低肌肉的工作难度，而且，过猛抛起或失控的坠落动作，会使身体的稳定性得不到保证，致使更易发生运动损伤，使动作中不需要参与的肌肉参与工作，使目标肌肉的锻炼效果无法得到保证。另外，训练动作速度过快，作用在关节、肌肉上的力量比正常实际重量大 3~4 倍，这样骤然加在身体上的力，不管是力量训练还是柔韧训练，都容易引发肌肉的拉伤。

所以，在力量练习中，要增长力量，必须控制动作速度。动作的速度要始终保持平稳，这样整个动作的过程都会处于有效训练之中。在柔韧练习中，要提高柔韧度，必须控制动作速度。动作的速度始终要缓慢、渐进、匀速受控，这样才可能随时保持静态以及 PNF 伸展状态，确保训练安全有效。从行为心智的练习角度讲，必须要控制速度，瑜伽的训练，要调柔的不只是身体，更是心智。过猛的动作不会让练习者了解当下的身体状况，无法学习审视与接受，反而会增加浮躁的情绪。

在瑜伽的体位训练中，我们可以利用"阶段性的暂停"这一小技巧来形成匀速受控的训练，也就是将动作的某一步骤分解成一个又一个小幅度的动作定型。

比如在做侧角伸展时，我们可以在完成战士二式后，将平举的双臂当作指针，每下落 30° 便稍作停留；在做竖腿功时，我们可以在双腿上举或放落时，每 30° 稍作停留；当做双腿背部伸展门闩等伸展动作时也可以如此。

练习中将动作步骤细化分解，尽量做到每一步骤只完成 1 个关节 1 个平面 1 个动作，也是做到匀速训练的好方法。

比如对于树功的起始姿势，可以这样分解：调整身体至山立功姿势；双手在胸前合十；屈左髋，提左膝，左脚尖轻点地面；向外旋左髋，使左脚掌贴右腿内侧中线，在左髋外旋的带动下使左膝尽量指向左侧。

用心感受每一动作的路线、幅度、位置、稳定性，感受参与动作的肌肉所做出的伸展与收缩，也是保持动作匀速训练不可或缺的一部分。有时，重复练习会滋生懈怠，比如在瑜伽课上，当教练刚刚发出"请外展双髋至双脚，分开约一肩半宽，脚尖稍朝外，双臂侧平举"的口令时，就已经有朋友急不可耐地完成了三角式的动作定型。在这种情况下，请大家在基本三角站立这个动作上稍做停留，体会身体向 5 个方向的延伸感与站立的稳定感，可以避免懈怠的发生。

知识点应用解析

明确肌肉角色，找出体位中的薄弱环节

人体的任何动作，哪怕是简单地动动手指，都不是只由一块肌肉发力就能完成的，这其中需要多块肌肉的协调配合。在这个密切的团队合作中，根据肌肉在动作中的作用不同，可以将肌肉区分为原动肌、拮抗肌、稳定肌和中和肌。因此，安全有效地完成体位动作，不应只是靠身体感知某块肌肉的感觉，而应深入分析它在动作中所处的环节与工作条件（工作时是近端固定形成动作还是远端固定形成动作）。确定了它在各种功能肌群协作间所处的角色关系，才能更有针对性地使各肌群平衡发展，完善动作，使身体更加健康协调。下面，我们举例用此方法来分析动作，看看如何通过这样的分析来提高日常训练效果。我们选择较为简单的前控腿动作作为案例，为更明确简洁地说明问题，对于动作中涉及的深层小肌肉，在下文中不予涉及。就让我们从认识每个肌肉角色开始瑜伽练习吧。

一、原动肌

在完成某一动作中起主要作用的肌肉或肌群称为原动肌。也就是主动收缩直接完成动作的肌肉或肌群。原动肌又分为主动肌与次动肌（又称为副动肌或协助肌）。根据原动肌在骨杠杆转动中的效率，将在一组原动肌中起主要作用的原动肌称为主动肌，其他的原动肌称为次动肌。比如前控腿动作中，大腿在髋关节处前屈，髂腰肌、股直肌、缝匠肌、阔筋膜张肌、耻骨肌等肌肉均属原动肌，再细分的话，髂腰肌、股直肌为主动肌，其他肌肉为副动肌或次动肌。当1个动作只包括1个环节的运动时，原动肌只有1组，比如扣扳机的动作，只有示指的1个环节动作，原动肌就只有示指屈肌1组。当1个动作是由多个运动环节组成的，那么每个环节运动都会有1组原动肌，有几组环节运动就有几组原动肌。因此，应根据动作的具体情况确定原动肌的组成。举例如下：

动作名称：前控腿（图 4-3-3）

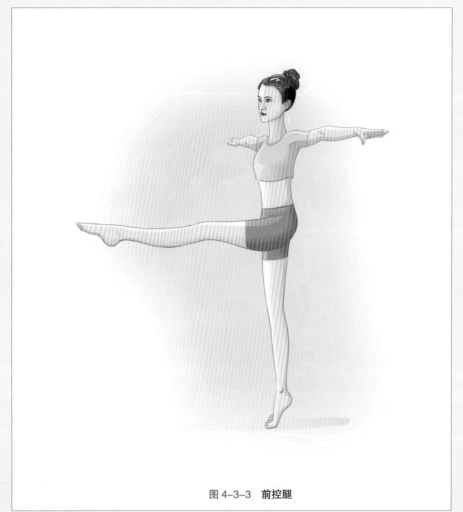

图 4-3-3　前控腿

1.　动作简述

　　身体直立，双手侧平举或双手叉腰，支撑腿提踵站立，摆动腿向上抬，前摆上抬尽量不低于 90°，且尽量保持在水平位。

2.　动作简析

　　因前控腿动作主要发生在下肢，故此处仅分析该动作下肢各环节的运动状况。

（1）摆动腿简析见**表 4-3-1**。

表 4-3-1　前控腿动作时摆动腿的运动状况

环节	关节	运动	原动肌	工作条件
大腿	髋关节	屈	髂腰肌、股直肌、缝匠肌、耻骨肌等	近固定
小腿	膝关节	伸	股四头肌	近固定
足	踝关节	屈	小腿三头肌、胫骨后肌、腓骨长肌等	近固定

（2）支撑腿简析见**表 4-3-2**。

表 4-3-2　前控腿动作时支撑腿的运动状况

环节	关节	运动	原动肌	工作条件
骨盆	髋关节	后倾	臀大肌、股二头肌、半腱肌、半膜肌等	远固定
大腿	膝关节	伸	股四头肌	远固定
小腿	踝关节	屈	小腿三头肌、胫骨后肌等	远固定
足	跖趾关节	伸	趾长屈肌、姆长屈肌等	远固定

二、拮抗肌

与原动肌作用相反的肌群称为拮抗肌。拮抗肌以关节运动轴作为标准确定位置，位于原动肌的对侧，因此，只要确定了某个动作的原动肌，拮抗肌也就明确了。我们以摆动腿为例进行说明（**表 4-3-3**）。

一个动作是否能够准确、协调地完成，不仅取决于原动肌力量的大小及神经对肌肉的精确调控能力，也与拮抗肌的力量和协调伸展能力有关。当关节 1 个运动轴两侧的原动肌和拮抗肌的肌肉力量与柔韧性的发展不均衡时，则易导致运动中的动作变形和肌肉拉伤，另外，一些快速起动、快速制动的动作中，拮抗肌的协调配合还有预防关节损伤等作用。

表 4-3-3　摆动腿简析

环节	关节	运动	原动肌	拮抗肌
大腿	髋关节	屈	髂腰肌、股直肌、缝匠肌、耻骨肌等	腘绳肌、臀大（中小）肌、大收肌
小腿	膝关节	伸	股四头肌	腘绳肌、股薄肌、缝匠肌、腓肠肌
足	踝关节	屈	小腿三头肌、胫骨后肌、腓骨长肌等	胫骨前肌、趾长伸肌、踇长伸肌、第三腓骨肌

三、稳定肌

稳定肌又称为固定肌。当肌肉收缩时，其起点与止点所附着的两骨势必发生相向运动，为了使原动肌充分发挥在定点骨上的作用，就需要使定点骨相对稳定，而这些使原动肌的定点骨稳定的肌肉就称为稳定肌。

在前控腿动作中，为了保证躯干的直立姿势，就需要躯干的屈肌群（腹肌群）与伸肌群（背肌群）同时收缩，以稳定髂腰肌的定点骨（腰椎及髂骨）。

四、中和肌

原动肌对定点骨具有两种以上的作用时，为了有效地发挥其中一种作用，需要有其他肌肉抑制原动肌多余的作用。这些用以抵消原动肌多余功能的肌肉称为中和肌。还是以前控腿动作为例，作为摆动腿髋关节处主动肌的髂腰肌近固定收缩时，使大腿在髋关节处屈曲、旋外。此时，不能出现髋外旋动作，为了保持姿态，臀中肌、臀小肌等髋内旋肌需要收缩发力，以抵消髂腰肌收缩时可能出现的髋外旋动作。这时臀中肌和臀小肌就属于中和肌。

通过上述分析，我们可以清楚地看到动作效果和常见问题的形成原因。并可以明白，原动肌的强化并不代表本动作所有的训练目标。分析如下：

从动作总体来看，训练锻炼了髂腰肌（屈髋）、臀大肌（伸髋）、股四头肌（伸膝）、小腿三头肌（屈踝）等下肢肌肉的力量。但同时强化了躯干的稳定性（核心肌群），增强了腘绳肌的柔韧性（摆动腿后侧伸展）。摆动腿负重或增加动作幅度均可提高训练强度。

动作中常见问题分析：

（1）摆动腿不易抬起：原因可为股直肌及髂腰肌肌力不足或腘绳肌伸展度较差。

（2）摆动腿膝关节弯曲：原因可为股四头肌肌力不足或腘绳肌伸展度较差。

（3）摆动腿跖屈受限：原因可为小腿三头肌肌力不足或胫骨前肌伸展度较差。

（4）摆动腿外旋：原因可为髋内旋肌肌力较差。

（5）骨盆前倾、后倾、腰屈曲过度：原因为核心肌群肌力不足。

（6）支撑腿屈膝：核心肌肌力不足，股四头肌肌力不足，腘绳肌伸展度不足。

（7）支撑腿无法提踵：核心肌肌力不足，小腿三头肌肌力不足，胫骨前肌伸展度不足。

（8）支撑腿过度外旋：髋内旋肌群肌力不足。

在该动作中，主要运动环节为髋关节，所以身体的其他部位应保持稳定，如动作中出现某处不稳定现象，说明该处肌肉发展不平衡，需要在日常练习中予以纠正。比如提踵时出现抬头挺胸，说明上腹、胸及上背部肌肉的肌力不足。

同时，减少其他关节的活动要求，也可有效地保证作为主要运动环节的髋关节的动作效果，加强原动肌训练的针对性，并降低训练难度，可以使更多的练习者循序渐进地完成训练。比如支撑腿时不用再提踵，摆动腿不用保持跖屈，允许摆动腿屈膝或将站立动作改为仰卧练习，都是弱化动作强度的常用手段。

在练习中，肌肉之间的角色关系也可以随着动作的不同而发生改变。比如，在前控腿中股四头肌和髂腰肌为原动肌，腘绳肌为拮抗肌，而在单腿踢等伸髋屈膝动作中，这两个角色就互相调换了，原动肌成了腘绳肌，拮抗肌的角色则变成了股四头肌。在屈膝仰卧起坐这样以腹肌群为原动肌的练习中，为了稳定骨盆的位置，股四头肌的角色是稳定肌。了解这样的角色转换，有利于人们找出动作的薄弱环节，将肌力不足的肌肉设定为原动肌角色，制订训练方案，以弥补身体的不足。

　　综上所述，所有的肌肉在适当的时候完美地扮演属于自己的角色，协调配合才能安全有效地完成身体所有的动作，关注所有的肌肉角色才可以起到全面提高身体功能的作用，也是形成动作分明、自知自控的瑜伽体位练习的关键。同时，对身体的高度感悟，是达到瑜伽八支第五支——制感的不可或缺的组成部分。所以对运动解剖学中的肌肉角色分析是作为瑜伽教练应该掌握的知识。

了解多关节肌特点，提高瑜伽体位练习的收效

在瑜伽体位练习课上，为了提高练习者的自知与自制能力，教练会引导练习者体会身体哪个部位在动，如何动。在刚刚开始这项指导时，很多练习者的第一感觉是，身体的很多部位都会同时动，这时，练习者会以自身的感觉对教练关于肌肉动作次序以及目标肌肉或者练习的概念产生疑问。而教练对于多关节肌特点的了解及应用则为解决这些疑问并使练习者在正确的指导下切身感受到不同的练习效果提供了充足的训练方法和理论依据。

练习者会感觉身体的很多部位同时在动并不奇怪，这是因多关节肌的工作特点所致。在人类的进化过程中，上肢和下肢的各个关节分别按照常规动作模式形成了很多组合动作，如把食物送进口中，把物品抱在胸前或者将物体推离身体，还有迈步、跑、踢腿等，这些动作会使上肢或下肢各个关节尽量和谐，近乎同时地屈或伸，为了完成这样的动作，多关节肌在进化过程中应运而生，以其独特的性能和方式，使身体能够更加灵活多变、更加复杂准确地完成动作。同时，进化使得骨骼肌多分布在关节周围，根据肌肉跨过关节的数目可将肌肉分为单关节肌和多关节肌。跨过 1 个关节的肌肉称为单关节肌，如肱肌、比目鱼肌等；跨过 2 个或 2 个以上关节的肌肉则称为多关节肌，如肱二头肌、股直肌等。因人体四肢的功能复杂，所涉及的运动幅度较大，所以多关节肌主要分布于四肢各大关节，沿关节运动轴的两侧，以相互拮抗的形式出现。

- 下肢多关节肌主要包括：股直肌，股后肌群（股二头肌、半腱肌、半膜肌），腓肠肌。
- 上肢多关节肌主要包括：肱二头肌、肱三头肌、尺侧及桡侧的腕屈肌及腕伸肌和各组指伸肌及指屈肌。

但这并不说明身体会真的出现完全一致的"同时动"。虽然多关节肌的屈或伸，对所涉及的关节都会有或多或少的影响，但多关节肌绝不能取代单关节肌的作用。单关节肌收缩发力集中，可以使一个关节的作用与另一个关节的作用分开，使动作具有个体特色。而多关节肌无论在哪个关节处运动，肌肉的运动模式都是相对恒定地直接从一端拉向另一端，以肌腹中部的活动最大。但从多关节肌所涉及的各个关节来看，其对动作的影响却不一样。比如股直肌收缩对伸膝的影响大于对屈髋的影响，内侧腘绳肌的屈膝作用大于伸髋运动。由此可见，腿部多关节肌对膝关节的作用远大于髋关节。并且，多关节肌在运动中具有"两不足"的特点。也就是多关节肌的功能性"主动不足"与"被动不足"。

当多关节肌收缩时，对其中一个关节充分发挥作用后，其对其余关节不能充分发挥作用，这种现象称为多关节肌的功能性"主动不足"（或原动肌力量不足）。比如很多擒拿技巧中强迫对手屈腕，以使其屈指关节力量不足进而使对手自动松手掉落所持器械等。或者直立时体会一下充分屈髋屈膝后，再体会只伸直小腿时股直肌濒临极限的感觉，就可以充分地了解"主动不足"的概念。

当多关节肌被拉长伸展时，如果已经有一个关节被充分拉长后，其他所涉及关节就不能被充分拉长，这种现象称为多关节肌的功能性"被动不足"（或拮抗肌的伸展性不足）。比如上臂在充分上举时屈肘，可以体会肱三头肌长头的"被动不足"，而充分伸直小腿时，再做屈髋的动作，可以体会腘绳肌的"被动不足"。

基于这些多关节肌的动作特点，我们可以发现，近乎同时发生的动作，如果真的将注意力放在身体的感觉上，还是可以发现动作其实依然是有次序的，而之所以感觉动作是同时发生的，是因为练习者的注意力比较发散，其对身体的敏锐程度依然需要提高。这时，正确的理论指导会使练习者自动地更新自己的训练目标，并对教练产生信心。而日常训练时，也可以利用多关节肌的"两不足"等特点，有针对性地设计体位，以增加或减小练习强度，使课程更加丰富多彩、安全有效并极具趣味。比如，先伸展髋关节，再做屈小腿的动作，会弥补很多练习者腘绳肌力量的不足。而充分屈膝后再伸髋则可以强化股直肌的伸展度。同时，这组练习也可以简便易行地缓解膝关节的超伸。再比如，先充分伸展肩关节，再做屈肘动作，简便易行地对肩臂伸肌进行了锻炼。通过上述例证，大家也可以发现，瑜伽体位练习对每一体式的每一步骤都有"了了分明""舒适稳固"的要求，这同样有利于使体式利用多关节肌的特点发挥最大的练习效果。

第四章

上肢骨连结及上肢主要肌群

第一节　上肢骨连结

```
                           ┌ 胸锁关节
            上肢带骨的连结 ┤
           ┌               └ 肩锁关节
           │
           │               ┌ 肩关节
           │               │
           │               │         ┌ 肱尺关节
上肢骨连结 ┤               │ 肘关节 ┤ 肱桡关节
           │               │         └ 桡尺近侧关节
           │               │
           │ 自由上肢骨的连结│         ┌ 桡尺近侧关节
           └               │ 桡尺骨连结┤
                           │         └ 桡尺远侧关节
                           │
                           │         ┌ 桡腕关节
                           │         │ 腕骨间连结
                           │         │ 腕掌关节
                           │ 手关节 ┤ 掌骨间关节
                           │         │ 掌指关节
                           │         └ 指骨间关节
```

一、上肢骨连结

连结明细表（**表 4-4-1**）。

表 4-4-1　上肢骨连结明细表

关节名称	关节构成	运动方式分类	主要韧带
胸锁关节	由锁骨的胸骨端关节面与胸骨的锁切迹及第 1 肋软骨的上缘构成。是上肢与躯干之间连结的唯一关节	多轴关节	胸锁前韧带、胸锁后韧带、锁间韧带、肋锁韧带
肩锁关节	由锁骨的肩峰端关节面与肩胛骨的肩峰关节面构成	平面关节（微动）	喙锁韧带、肩锁韧带
肩关节	由肩胛骨的关节盂与肱骨的肱骨头构成，所以也称作盂肱关节	多轴关节、典型的球窝关节	喙肩韧带、喙肱韧带、盂肱韧带、肱骨横韧带
肱尺关节	由肱骨滑车和尺骨滑车切迹构成	单轴关节、屈戌关节	尺侧副韧带
肱桡关节	由肱骨小头和桡骨关节凹构成	双轴关节、受尺骨限制的球窝关节	桡侧副韧带
桡尺近侧关节	由桡骨环状关节面和尺骨桡切迹构成	单轴关节、车轴关节	桡骨环状韧带
桡尺远侧关节	由桡骨的尺切迹与尺骨小头环状关节面构成	单轴关节、车轴关节	前臂骨间膜（是连结尺骨和桡骨的骨间缘之间的坚韧纤维膜）
桡腕关节	由桡骨的桡腕关节面和关节盘组成的关节窝与近侧腕骨的手舟骨、月骨和三角骨组成的关节头构成	双轴关节、椭圆关节	桡腕掌侧韧带、桡腕背侧韧带、腕尺侧副韧带、腕桡侧副韧带
腕骨间连结	由腕骨间彼此相连结构成。其中腕中关节由近侧的 3 块腕骨（豌豆骨除外）与远侧的 4 块腕骨构成关节。此外，8 块腕骨不在一个平面上排列，而是组成拱形的腕管保护，肌腱、血管和神经从其中通过	与桡腕关节联合运动	腕横韧带、腕辐射状韧带、豆钩韧带、豆掌韧带

关节名称	关节构成	运动方式分类	主要韧带
腕掌关节	由远侧腕骨与 5 块掌骨底构成	第 1 腕掌关节由大多角骨与第 1 掌骨底构成典型的鞍状关节（双轴关节）；第 2～第 5 腕掌关节属平面关节，包在 1 个关节囊内	腕掌掌侧韧带、腕掌背侧韧带
掌骨间关节	由相邻的第 2～第 5 掌骨底构成，共有 3 个关节	各关节的关节囊分别与腕掌关节囊相愈合	底掌侧韧带、底背侧韧带
掌指关节	由掌骨头与近节指骨底构成 5 个关节	受两侧韧带限制的球窝关节	掌骨深横韧带
指骨间关节	由近节指骨、中节指骨及远节指骨相对应的关节面构成的 9 个关节	屈戌关节	侧副韧带

二、运动特点

1．上肢带（肩带）的运动特点

由于肩锁关节属于平面关节，肩胛骨与锁骨连结紧密，只能做微小的运动，所以可以将肩胛骨与锁骨视为一个整体，共同以胸锁关节为支点运动，以此形成上肢带连结的整体运动。因为在整个组成中，肩胛骨的运动最为明显，所以，在口令描述中通常以肩胛骨的运动来描述上肢带肌群的运动（在下文的运动上肢带肌群的内容中也可以看到，这些肌肉均止于上肢带骨，上肢带肌群的运动是以肩胛骨的运动来表示的）。而且以肩胛骨为运动基点可使关节盂与肱骨头在方向上始终保持一致，有利于控制动作，并减少运动损伤，同时，肩胛骨的运动还可以增大肩关节的运动幅度。不过肩胛骨的运动也有专门的术语来描述，比如上提（图

4-4-1，耸肩时肩胛骨的动作）、下降（沉肩时肩胛骨的动作）、前伸（图4-4-2，向前伸臂时肩胛骨的动作）、后缩（图4-4-2，扩胸时肩胛骨的动作）、上回旋（单手肩上投篮时肩胛骨的动作）、下回旋（双臂侧上举后放回体侧时肩胛骨的

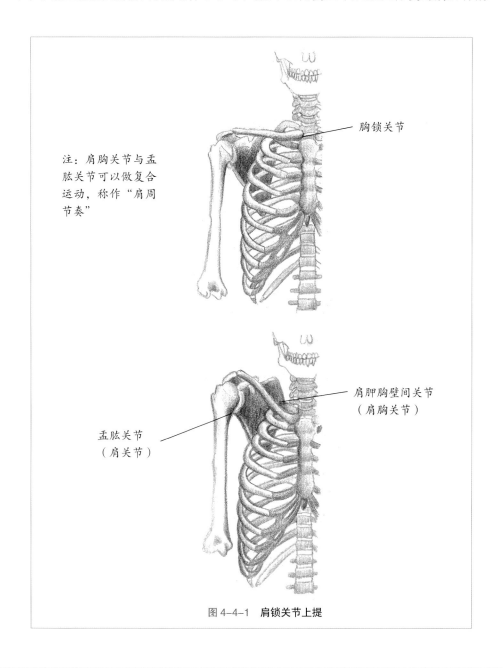

注：肩胸关节与盂肱关节可以做复合运动，称作"肩周节奏"

胸锁关节

肩胛胸壁间关节
（肩胸关节）

盂肱关节
（肩关节）

图 4-4-1　肩锁关节上提

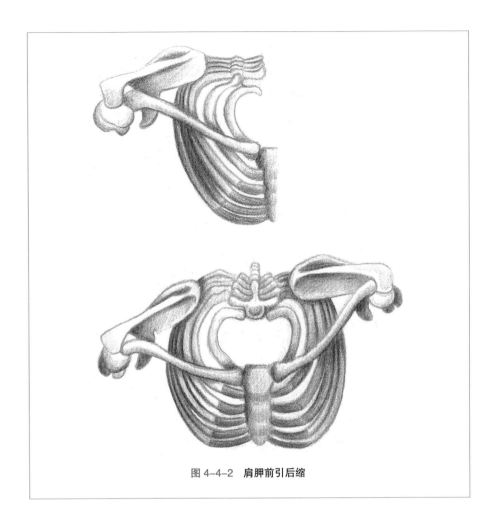

图 4-4-2　肩胛前引后缩

动作）。

2. 肩关节的运动特点

肩关节因为是人体最灵活的一个关节，所以也是稳固性最差的一个关节，锻炼时应注意其灵活性与稳定性要综合发展（**图 4-4-3**、**图 4-4-4**）。

3. 肘关节的运动特点

肘关节作为复合关节，要综合组成肘关节的 3 个单关节的运动特点来确定其运动，肱尺关节可以做矢状面动作，肱桡关节可以做矢状面和水平面动作，桡尺关节可以做水平面动作，所以，肘关节不可做冠状面动作，并且由于肱尺关节的

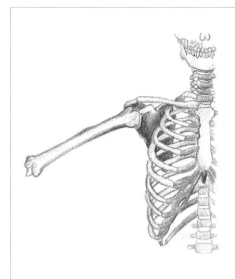
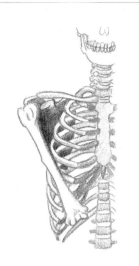

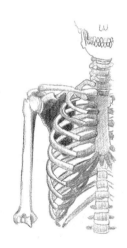

图 4-4-3　肩关节外展内收

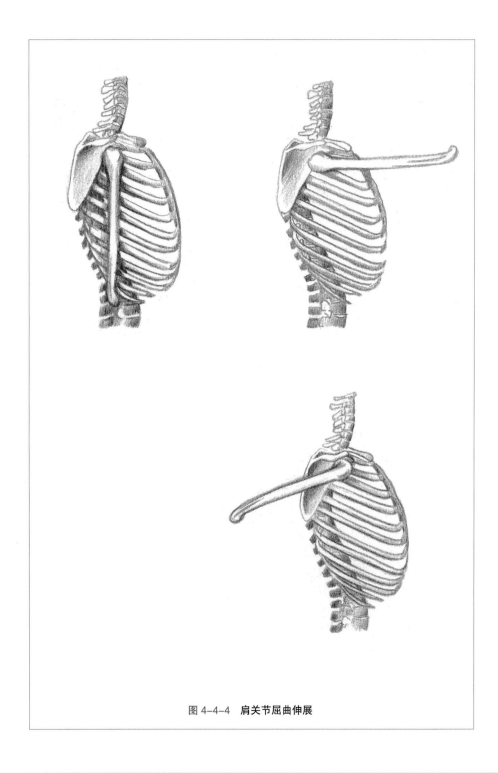

图 4-4-4　肩关节屈曲伸展

构成方式，肘关节不可做超伸动作。

4. 肘后三角（图 4-4-5）

肘关节屈曲呈直角时，肱骨内、外上髁和尺骨鹰嘴 3 点构成等腰三角形，称肘后三角。三角的尖指向远端。当肘关节伸直时，上述 3 点呈 1 条直线。

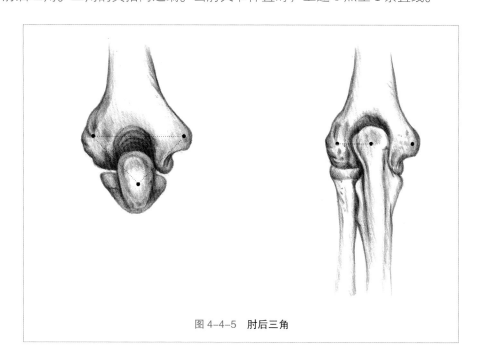

图 4-4-5 肘后三角

5. 前臂骨连结的运动特点

桡尺近侧关节与桡尺远侧关节在结构上是独立的，但在功能上却是不可分割的联合关节，均属车轴关节。

浅析瑜伽体位练习中如何预防肩关节的常见损伤

　　肩部为臂、颈和头部的运动提供了坚实的基础，并可保证人体的位置和运动改变时的稳定性和灵活性，肩部所有结构处于健康、平衡和功能健全的状态时，肩部就是一个有活力的、功能强大的人体工具。如果不当使用肌肉，采用不恰当的运动模式和运动曲线可能就会破坏这种功能平衡。接下来，我们一起讨论一下肩关节运动的注意事项。

　　日常练习中，很多朋友认为，发生肩痛可能是受寒、落枕、有肩周炎或是不留神在哪个动作中发生了扭挫伤所致，却很少关注练习动作本身是否正确。让我们从肩关节的结构本身来看一下导致肩痛的各种可能性。

　　广义的肩关节（图4-4-6、图4-4-7）由肩肱关节、盂肱关节（肩关

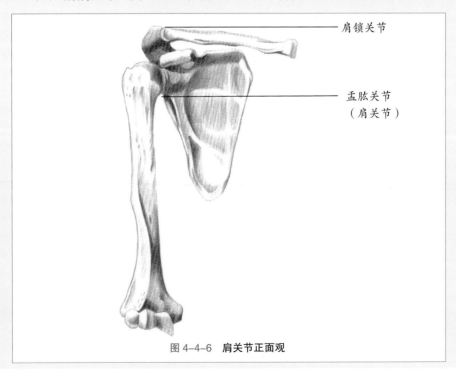

肩锁关节

盂肱关节
（肩关节）

图 4-4-6　肩关节正面观

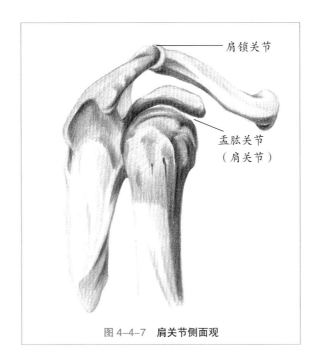

图 4-4-7　肩关节侧面观

节）、肩锁关节、胸锁关节、肩胛胸壁间关节（肩胸关节）组成，关系到锁骨、胸骨、肩胛骨、肱骨。肩关节运动时各关节的协调运动属于多轴关节，可在多运动平面活动。加上相连骨的关节面大小相差较大，关节囊薄而松弛，关节本身的韧带（图 4-4-8）少而弱，因而是人体最灵活的一个关节，也是稳固性最差的一个关节。由于肩关节前下方没有肌肉和肌腱加固，比较薄弱，因此，在外力作用下，此处容易出现肱骨头向前、向下后方脱位的情况。但这种情况多发于进行篮球、足球、排球等高强度竞技运动时，在瑜伽练习中极少发生。肩关节周围的肌肉、肌腱、滑膜囊和关节囊等软组织发生炎症，导致肩关节疼痛、活动受限，在临床上称为肩周炎。其临床发病率只占肩痛的 10%~15%。还有一些心肺及骨病患者也会发生肩痛，颈椎疾患也可引起肩痛症状。但引起肩痛的第一发病原因却是肩撞击综合征。

　　肩关节外展及上举时，肱骨头及大结节撞击肩峰前缘及下前方，肩袖组织遭受摩擦与挤压，肩峰下滑囊（图 4-4-9）可受累产生炎性改变，进

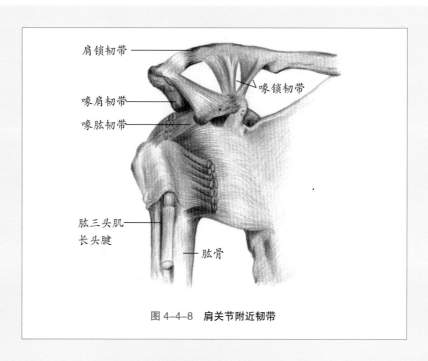

肩锁韧带

喙锁韧带

喙肩韧带

喙肱韧带

肱三头肌
长头腱

肱骨

图 4-4-8　肩关节附近韧带

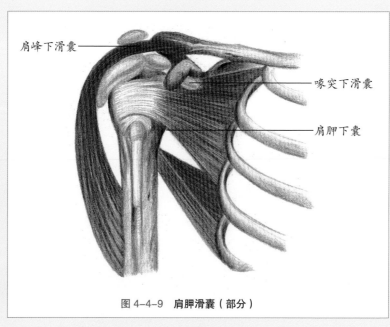

肩峰下滑囊

喙突下滑囊

肩胛下囊

图 4-4-9　肩胛滑囊（部分）

而累及肩峰，造成肩部无力、疼痛及活动受限，称肩撞击综合征。

肩部疼痛多位于肩峰处，有时疼痛范围较大，影响肩关节周围及三角肌，甚至累及三角肌的肱骨止点，这时就要考虑发生了肩撞击综合征。

瑜伽课上，诸多不恰当的体位训练技巧、口令都会引起肩撞击综合征的发生。这些动作如下：

（1）双臂高举过头时过度耸肩，身体表征为双肩高耸看不见颈椎。容易引发错误动作的口令是"在双臂的引领下向上伸展"。正确口令描述应为"向上举臂，放松双肩，感觉头像气球向天上飘一样，顺势向上伸个懒腰"。

（2）在做猫式、虎式等基本猫式的支撑动作时，忽略伸展颈椎的动作，身体表征为耸肩缩颈。容易引发错误动作的口令是"翘臀压腰，挺胸抬头"。正确口令描述应为"翘臀、压腰、挺胸、开肩，伸展颈椎后有控制地抬头，感觉肩和耳越来越远，双手的压力变小了"。

（3）在做眼镜蛇式、上狗蛇式等俯卧支撑动作时，过度依赖手臂来支撑身体，身体表征为出现耸肩、圆肩动作。容易引发错误动作的口令是"借助双臂支撑的力量向上翘升"。正确口令描述应为"挺胸，肩后绕下沉，双上臂贴肋骨，肘尖向后稍屈肘"。

（4）在做双臂支撑向前跳跃的动作时，身体无法主动配合收束法，核心肌群未能收紧，导致起跳时撞击肩部。身体表征为起跳前双手突然按压地面，身体重量骤然移至双肩。容易引发错误动作的口令是："借助双臂的支撑力量向前跳跃"。正确口令描述应为"收缩核心肌群，感觉将肚脐拉向斜上方的脊柱，顺势踮起脚尖，稍屈膝，向前漂移"。

（5）在做蛇击式动作时，核心肌群无力，从而给肩关节带来不恰当的压力。身体表征为出现双肘向两侧撑送，过度耸肩。容易引发错误动作的口令是"用双臂支撑，引领身体向前"。正确口令描述应为"双前臂始终贴紧身体两侧，肘尖向后，收紧腹背肌，使身体与地面平行"。

日常生活中，油漆工、仓储上架工、长时间举臂写板书的老师、边打字边用脖子夹着电话的文员或商务人士等群体都容易发生此类症状。

　　肩袖肌群由冈上肌、冈下肌、小圆肌和肩胛下肌组成的肌群。这些肌肉起于肩胛骨的不同区域，入肱骨头，汇聚于盂肱关节囊处，形成一个包围关节的肌腱袖，除了对肱骨的运动起着不同的作用，它们更重要的功能则是使肱骨头在关节窝内保持稳定。

　　肩撞击综合征的提出者根据撞击征发生的解剖部位而将其分为冈上肌腱出口撞击综合征和非出口部撞击综合征，由此可见，冈上肌的受伤概率在肩袖肌群中是居于首位的。

　　日常瑜伽练习中的肩肘功，弹力带瑜伽中的肩内旋、外旋等动作对增强肩关节的辅助结构和周围肌肉的力量，尤其是肩袖肌群的强化，提高肩关节的稳定性有一定的帮助。

知识点应用解析

冻结肩的常用康复运动

50 岁左右的中老年人常出现肩关节剧烈疼痛，活动严重受限，夜间疼痛加重，这种病症被称作"五十肩"。过去，人们还称其为"肩周炎"，但这个称呼现在已经不被医学界所接受，因为医生们发现，肩周炎这个诊断太过模糊，所有使肩关节活动受限的疾病都容易被称为肩周炎，而不能得到更有针对性的诊治。现有的资料将其对应为"粘连性关节囊炎"，又被称作"冻结肩"。其病理原因是肩关节囊与肱骨头的紧密粘连及喙突－肱骨间韧带的挛缩。此种情况下，肩关节各个活动方向的角度均会受到限制。所以，冻结肩外旋受限，而肩袖损伤往往外旋不受限制，可以作为肩袖损伤与冻结肩的鉴别诊断依据。冻结肩的损伤机制为软组织退行性病变，肩关节对各种外力的承受能力减弱。姿态不良、长期过度活动引起慢性劳损，造成局部代谢障碍，血液和淋巴循环不畅；或颈椎病，心、肺、胆道疾病发生的肩部牵涉痛，可因原发病长期不愈使肩部肌肉发生持续性痉挛、缺血而形成炎性病灶。对其的康复运动建议如下：

1. **下垂摆动训练**

俯卧于器材上，使患臂自然下垂，教练推动该臂时出现自然摆动的状态。

首先进行前后方向的摆动，从小幅度慢慢增加，待基本无痛苦后再进行左右方向摆动。最后加入绕环动作。

一般每个方向 20~30 组，直至手指发胀。

开始时可在教练的推动和保护下摆动手臂，随着好转，可进行主动活动，至患者能力极限，可由患者持 1 千克左右重物进行运动。

治疗频率：每天 2 次。

2. 指梯爬墙训练

站立，面对墙练习后再侧对墙练习。

距离墙半臂距离，将患肢前屈上举，或外展上举，以手触墙，手指逐渐向上爬，直到不能再向上为止，然后双膝略屈曲，在关节活动最大范围处进一步牵开肩关节周围挛缩的软组织。

治疗频率：每天 2 次。

3. 外旋训练

患者背靠墙站立。患肢稍外展，然后外旋至前臂背面尽量贴近墙面。逐渐加大外旋幅度，重复上述外旋动作，直至手臂呈侧平举。

治疗频率：每天 2 次。

注意事项：

注意肩关节活动不可过度，亦不可不足，按瑜伽的说法就是，停留在极限的边缘。

训练要循序渐进、从小到大，逐渐增加活动度，训练后关节疼痛不应增加。

配合进行相应的物理治疗，如热疗、推拿按摩、中药熏蒸等。

预防性措施及康复后训练：注意做好日常练习中的躯干正立位稳定性训练，肩带稳定性训练，保证肩关节活动的安全性。推荐：山立功、肩旋转式、偶人式、肩肘功、基本仰卧位的肩带稳定训练。

乳腺癌术后康复运动建议

因乳腺癌根治手术须清除患侧的乳腺、胸大肌、胸小肌、腋下淋巴结及结缔组织，所以术后会出现一定程度的肩关节活动障碍、上肢水肿、背或胸壁的紧绷、烧灼、刺痛或麻木、酸痛等情况。医生基本都会推荐术后进行康复运动训练，对待这些练习者，我们的建议如下：

（1）着装一定要宽松舒适，可在按摩和热敷后再开始练习，以减轻不适。

（2）如果术后没有进行过肘关节、手腕、手掌、手指的练习，应从这些练习开始。

（3）肩关节的练习要循序渐进，从小幅度开始各平面的训练。

（4）有些患者两侧手抬不到一样高度，不要着急，慢慢加强手术侧的练习，逐渐达到双侧同等高度。

（5）慢慢延长锻炼时间，每天 2~3 次，每个练习 5~7 次。

（6）尽量保持练习肢抬高状态，促进淋巴回流。

（7）练习不可负重，避免出现患肢水肿。

（8）练习不可弹振或失控。

（9）练习不应感到疼痛。

（10）注意动作正确而不是强调动作幅度。

（11）根据体能，可以采取从仰卧到坐姿等多种形式的练习。

（12）每天保持 5~10 次深呼吸练习，可从呼气训练开始，慢慢到完全呼吸，练习中注意所有呼吸肌都参与了呼吸。

（13）注意患侧的伸展训练及随时监督双侧的平衡。

（14）如有以下问题应停止训练，并及时联系医生：

● 练习后疼痛加剧。

- 患侧有新的沉重、紧绷或其他不适感。
- 患侧肿胀严重。
- 容易失去平衡、跌倒。
- 头疼，头晕，视力模糊，肩臂及胸麻木、刺痛。

（15）请确保练习者是经过医生许可开始训练的，可要求出示医嘱。

知识点应用解析

浅析肘关节

肘关节(**图 4-4-10**)是由肱骨下端与尺骨、桡骨上端构成的复合关节,包括 3 个部分: 肱尺关节、肱桡关节和桡尺近侧关节(有时称为上桡尺关节)。

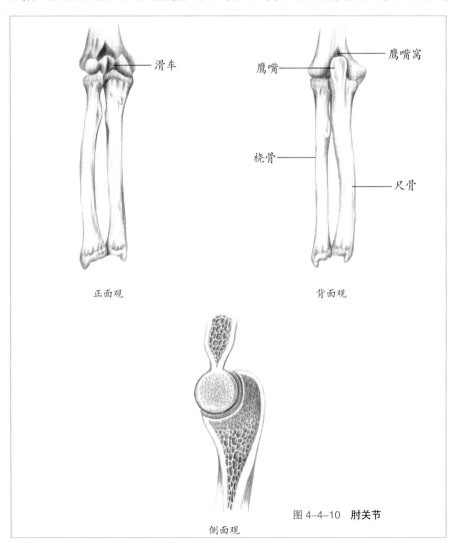

滑车

鹰嘴 鹰嘴窝

桡骨 尺骨

正面观 背面观

侧面观

图 4-4-10 肘关节

上述 3 个关节被包在 1 个关节囊内，肘关节囊前、后壁薄而松弛，两侧壁厚而紧张，并有韧带（图 4-4-11）加强。关节囊的后壁最薄弱，所以容易出现桡骨、尺骨向后脱位的情况。

在肘关节的构造中，"肘后三角"这个概念是非常值得注意的。肘关节屈曲成直角时，肱骨内、外上髁和尺骨鹰嘴 3 点呈等腰三角形，称"肘后三角"（图 4-4-5）。当肘关节伸直时，上述 3 点呈 1 条直线。三者的等腰关系一旦发生改变，则意味着出现了肘关节脱位或肱骨髁上骨折。当我们正确运动肘关节时，这 3 点承力较均匀，但任何一点过度承力时，易出现损伤。

从肘关节的整体运动来看，上述 3 个关节只能绕 2 个运动轴运动，并且有一定限度，这是因为肱尺关节是滑车关节，肱骨鹰嘴窝与尺骨鹰嘴相扣，所以该关节只能绕冠状轴做矢状面的伸直和屈曲。我们再来看肱桡关

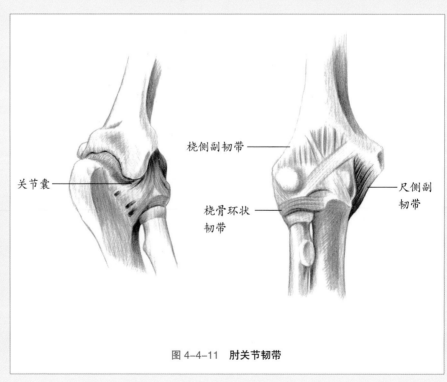

关节囊

桡侧副韧带

桡骨环状韧带

尺侧副韧带

图 4-4-11　肘关节韧带

节，肱桡关节虽然是由肱骨小头和桡骨关节凹构成的球窝关节，可以有 3 个平面的动作，但由于尺骨的限制，不能做沿矢状轴的冠状面外展、内收动作。其屈曲、伸展动作也随肱尺关节而受限。而桡尺近侧关节是车轴关节，所以只能沿垂直轴做水平面的回旋动作。肱桡关节的水平面动作幅度也只能因桡尺近侧关节而受限。鉴于上述原因，沿矢状轴的冠状面动作被完全排除在肘关节的动作之外。屈伸的动作则主要由肱尺关节完成，回旋的动作则主要由桡尺近侧关节完成。肱尺关节的骨性咬合对肘关节的稳定性最重要，肘关节的稳定性多依赖于肱尺关节。所以在运动分析中，人们多将组成肘关节的 3 个关节分开来描述动作。对于在练习中必须对自身保持高度觉知的瑜伽练习者而言，这样的学习也是益处多多的。

了解了关节的运动特点后，我们可以在学习动作时知道某个动作到底是哪个关节在运动，这个关节能不能完成我们想要的动作，更好地使自己免受运动的伤害。

肘关节的运动损伤，在体操和投掷类运动员中较为多见。损伤以韧带、肌肉挼（liè）伤最多见，肘关节在瑜伽练习中易形成的常见运动损伤包括以下几种。

1. 网球肘

网球肘的医学名称为肱骨外上髁炎。因为网球、羽毛球、棒球运动员易患此病，所以又被称为"网球肘"或"棒球肘"。生活中经常以肘关节承力的人群，如厨师、屠宰工、砖瓦工、木工、管道工、修理工及家庭主妇为易患人群。其成因是由于长期劳损，使肘关节部位的一些肌腱和软组织甚至骨膜发生损伤、撕裂、变性或退化而导致发病。其症状为肘关节外侧出现酸胀疼痛并可向上、下放射，不能持重、握物。

在瑜伽练习中，引发网球肘的主要原因为肘部不动，伸直上臂，向上用力或承重时的动作。肘关节超伸的练习者在这类动作中更易受伤。如各种板式、基本猫式、蛇式的支撑时，直臂倒立，鹤禅或双腿穿越双臂时肘关节超伸承重。

2. 肘管综合征

肘管综合征是指尺神经在肘部被卡压引起的症状和体征，任何破坏肘管结构，压迫、牵拉或摩擦神经的因素均可引起。其症状为小指、无名指和手背尺侧有麻木、疼痛、感觉减退或消失，以及拇指与食指对指无力。

在瑜伽练习中，引发肘管综合征的动作主要为肘关节超伸承重以及造成肘后三角不能均匀承重的各种动作。

肘关节超伸又叫过伸，通常指伸展超过中心线。在日常练习中，大家经常会看到不少练习者在手臂伸直的时候，上、下臂以肘关节为中心形成一个向外的角，这个角叫作提携角（图4-4-12）。提携角过大也会伴随过伸。在瑜伽练习中造成肘关节损伤的根本原因大多为肘关节的超伸。由于很多练习者是先天性的肘关节超伸，所以，在练习时尤其需要注意。

肘关节屈伸的正常角度大概是0°~150°，很多人（以女性居多）会存在10°~15°的过伸，旋前、旋后80°~90°，提携角10°~15°。提携角的形成和变化主要是由肱骨远端及尺骨近端的几何形态决定的。提携角的概念是不断变化的，最新的概念是：当肘关节完全伸直、前臂处于中立位时，上臂与前臂并不在一条直线上，前臂的远端偏向外侧，两者形成的一个开放的钝角。肘关节从伸直到屈曲，提携角不断变小。提携角是人类进化过程中形成的，它的存在不但使上肢更加协调，从生物力学角度看，它还能减小提物时的力臂，减轻疲劳，但过大或过小的提携角会导致肌力不均衡、关节不稳定。对于这样的练习者，要教会其理解肘后三角均匀承重的概念。

很多教练在上课时为了避免练习者肘关节超伸，会发出"打开肩关节，稍内旋小臂，让肘关节横纹相对"这样的指令。这对于很多先天肘关节超伸的练习者是有帮助的，但很多肘关节正常的练习者反而会为了努力让小臂内旋而受伤。所以，笔者认为，避免肘关节超伸危害的最好办法是在开始支撑动作前向练习者讲清楚肘后三角的概念，然后在动作口令中提示大家感觉这三个点是均匀受力的。如果练习者因为个人超伸的状况不同做不

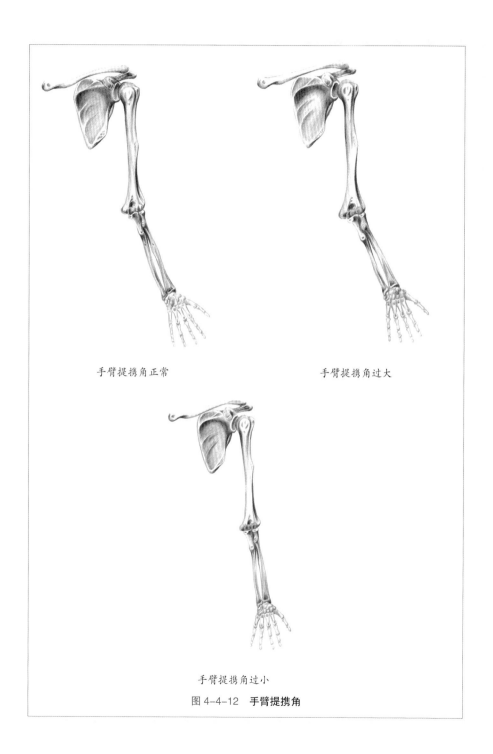

手臂提携角正常　　　　　　　　手臂提携角过大

手臂提携角过小

图 4-4-12　**手臂提携角**

到这三点均匀受力，我们则用"稍屈肘"这样的口令来进行调整，同时收紧核心肌群，否则，极易使肩、肘负重过大。课堂上即使练习者很多，对于每个练习者而言，所得到的指令也应该是个性化的，这一点对避免损伤非常重要，教练朋友们一定要注意。

3. 肘关节脱位

人在跌倒时会下意识地以手掌撑地，所以，肘关节脱位的概率占全身四大关节脱位总数的一半，其成因多是手掌撑地时上肢外展，症状为肘关节外观畸形、疼痛、肿胀、活动障碍。

在瑜伽练习中，引发肘关节脱位的动作主要为手臂支撑向前移动身体时，靠惯性前移，并出现上肢外展、旋前的情况。如蛇击式时，两上臂不能始终置于体侧。在做此类动作时，提示口令可使用"收紧核心肌群，感觉肚脐提向斜上方的脊柱，两大臂始终紧贴肋骨，肘尖向后，两小臂平行，向前引领身体，不要让肘关节承受过大的压力"。

核心肌群：正常站立时，身体的重心约在我们的第 2 骶椎前 7cm，大家知道，不倒翁之所以不会倒就是因为它的重心是稳定的，而围绕我们身体重心的位置，帮助躯干稳定的肌群就是核心肌群，包括腹、背、臀及盆底的所有肌肉。从瑜伽中的收束到普拉提的肌肉募集再到中国功夫中的丹田力都与它们有关。

在日常瑜伽练习中，强化运动和保护肘关节的肌肉训练有助于加大肘关节的安全系数。这些训练包括弹力带瑜伽中练习肱二头肌、肱肌、肱桡肌的屈肘，练习肱三头肌、肘肌的上举，练习旋前圆肌、旋前方肌和旋后肌的旋内、旋外。

知识点应用解析

浅析手部关节

组成手部的骨共有腕骨 8 块、掌骨 5 块、指骨 14 块，共 27 块。骨与骨之间的连结广义上都可称作关节。根据这个解剖学概念，手部的关节包括桡腕关节、腕骨间连结（又包括腕中关节）、腕掌关节、掌骨间关节、掌指关节和指骨间关节（图 4-4-13）。

经常有学员在上解剖课时问："为什么桡腕关节不叫桡尺腕关节，尺骨难道不和腕骨相连结吗？"这是由于尺骨有三角形的关节盘所隔，不直接参与桡腕关节的构成。而与桡骨相连结的手舟骨、月骨和三角骨之间由韧带连结在一起组成关节头，可看成一块骨，所以桡腕关节是个单关节，并可与腕中关节联合运动。

在腕骨间连结部分，我们着重掌握的一个概念是腕管。8 块腕骨不在

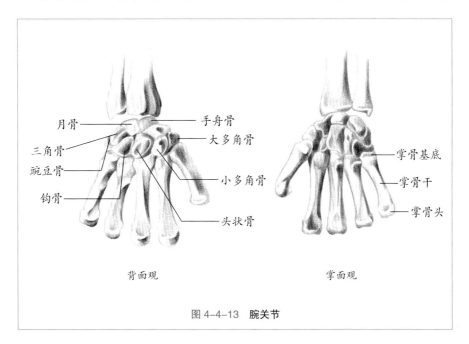

月骨　手舟骨
三角骨　大多角骨
豌豆骨　小多角骨
钩骨　头状骨

掌骨基底
掌骨干
掌骨头

背面观　　掌面观

图 4-4-13　**腕关节**

一个平面上排列，形成背侧隆起的"腕穹隆"和掌侧凹陷的"腕骨沟"，腕横韧带横架于腕骨沟上，附着于腕尺侧隆起和腕桡侧隆起。这样形成的拱形结构叫作腕管，其主要功能是缓冲和保护从腕管内通过的肌腱、血管和神经。

在腕掌关节以及掌骨间关节、掌指关节和指骨间关节部分，我们着重掌握的一个概念是手的腱鞘。由于手要完成灵巧精细、多种多样的复杂动作，所以该部位的肌肉数量较多，并且多是起点在前臂、止点在指骨的多关节长肌，肌腱长且密集。为了减少肌腱间的摩擦，在腕管内有2个滑液鞘（指总屈肌腱鞘和拇长屈肌腱鞘）保护肌腱。在腕背侧韧带的深面则有4个滑液鞘（拇长伸肌腱鞘、指伸肌腱鞘、小指伸肌腱鞘、尺侧腕伸肌腱鞘），鞘内均有肌腱通过，这些滑液鞘分两层包裹肌腱，两层中间是空腔，即滑液腔，内有腱鞘滑液，起保护作用。这些滑液鞘就是腱鞘。

1. 瑜伽体位练习中易引起手部运动损伤的主要原因

（1）准备活动不充分，热身阶段忽视手腕、手掌和手指的练习。

（2）动作失误，造成局部负荷过重。比如在做蛙式练习时，肩、肘、腕同时配合才可以顺利地使手指与脚趾指向同一方向，如果只是扭动手腕，则易引发损伤。

（3）支撑身体时，压力集中于手腕基部也是导致受伤的原因。

（4）腕部力量薄弱，疲劳过度，突击动作或带伤动作都易导致手部受损。手部平时以精细动作为主或在身体各肌肉、关节的配合下支撑部分身体重量，很少有大负荷动作，所以肌肉力量欠佳，加上现代办公方式，人们大量时间将双手置于键盘、鼠标之上，进入瑜伽教室前，很多人双手已经处于疲劳状态。如果长时间练习支撑动作或对手部的不适反应不加以重视，存在练习酸痛感也不加以注意，手部受伤也就在所难免了。

2. 由于上述原因所引起的手部关节疾病及受伤的症状

（1）腱鞘炎：肌腱长期在腱鞘处过度摩擦、挤压、用力过度、寒冷刺激等可引发肌腱和腱鞘的损伤性炎症，导致肿胀，这种情况便称为腱鞘炎。多数人不能明确指出疼痛的部位，只是觉得关节"别扭"，运动时关节内酸胀或有发不出力的感觉。有时会有条带状疼痛。发病肌腱会有条索状隆起，程度不一。

（2）腱鞘囊肿：腱鞘囊肿是发生在关节或腱鞘周围的半球状囊性且有弹性的肿块，内含胶冻样物质。病因与劳损、外伤、机械性刺激等有一定关系。

（3）腕关节扭挫伤：外力使桡腕关节活动超出正常范围，导致相应的腕部韧带、筋膜等组织受损，是以在相应或相反的受力部位发生肿胀，腕部酸痛无力，局部有压痛、肿胀，肌肉痉挛，腕关节的功能活动受到限制为主要表现的疾病。

（4）腕管综合征：腕管综合征又称为迟发性正中神经麻痹，属于"累积性创伤失调症"，是指手部的正中神经（前臂正中，支配大部分手指动作的神经）进入腕管，受到压迫后产生的手指疼痛、麻木和肌肉无力感等症状。

3. 避免这些损伤，我们要注意的事项

（1）在课程的热身环节不要忽视手部关节的准备活动。

（2）注意腕部是椭圆关节，只能做有角度的环转，对于蛙式系列动作等需要发出"请让手指与脚趾指向同一方向"的口令时，请提示学员注意，正确的口令应该是"请注意在肩关节、肘关节的带动下，尽量将手指与脚趾指向同一方向"。

（3）支撑身体时注意先发出"收紧核心肌群，打开肩，伸颈，感觉肘关节横纹处均匀承重，手指稍分开，掌心微拱，手掌边缘均匀承重"的口令。而不是简单地说"用双臂支撑身体"。

（4）不可以连续地进行手腕过度承力的动作，同时注意在进行手部用力体式后要有手部放松的动作。

（5）在做后置支撑板式（又称前板式或反台式）等类似支撑动作时，请注意手指的方向朝前或外侧，手指向后方的支撑易引起手掌基部承重过大和肘关节超伸。

4. 以下练习可以给手部带来更多的支撑与保护

（1）瑜伽体式中的手腕、手掌和手指练习。

（2）弹力带瑜伽练习中的腕弯举练习。

第二节 运动上肢的主要肌群

知识点

运动上肢的主要肌群

运动上肢带的肌群

起自躯干骨，止于上肢带骨，按位置属于背肌和胸肌，以肩胛骨的运动形式来表示。

运动自由上肢关节的肌群

起自躯干骨和上肢带骨，均止于肱骨，按位置属于背肌、胸肌和肩肌，可使上臂绕3个基本轴完成各种活动。

一、上肢带的主要肌群

1. 使肩胛骨上提的肌群

斜方肌（上部肌束）、菱形肌、肩胛提肌。

★**斜方肌（trapezius）（图 4-4-14）**

- 位置与形态：斜方肌是背部最表浅的肌肉。宽而薄的纤维位于颈部和上背部皮下，一侧呈三角形，左右两侧相合构成斜方形。

- 起点：起于枕外隆凸、上项线、项韧带、第 7 颈椎和全部胸椎棘突及其棘上韧带。

- 止点：肌纤维分上、中、下 3 部分，分别止于锁骨外侧1/3处、肩胛冈和肩峰。

- 功能：近固定时，上部纤维收缩，使肩胛骨上提、上回旋、后缩；中部纤维收缩，使肩胛骨后缩；下部纤维收缩，使肩胛骨下降、上回旋。远固定时，一侧收缩，使头向同侧屈和向上对侧回旋；两侧同时收缩，使头和脊柱伸直。

- 斜方肌瘫痪时，可产生"塌肩"的症状。锻炼斜方肌，可预防和矫正驼背。尽管斜方肌纤维可作为整体进行收缩，但在日常工作中，下部纤维大多时候不能被充分利用，而上部纤维常被过度使用，因而常导致耸肩样姿态偏斜。

- 练习方法：肩旋转功、直角式、坐式腰背强壮功等使斜方肌的肌肉起点、止点间距变小的动作可锻炼其力量；猫式、虎式动作中的拱背练习使斜方肌起点、止点间距变大的动作可锻炼其伸展性。

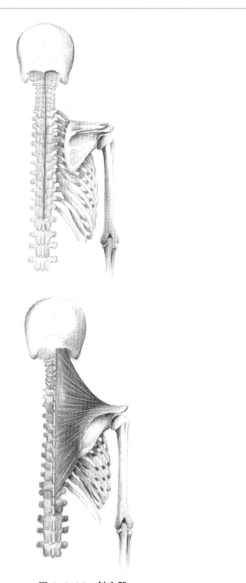

图 4-4-14　斜方肌

注：如图所示，红色区域为肌肉起点，蓝色区域为肌肉止点，后图亦是如此。

★ **菱形肌**（rhomboibeus）（图 4-4-15）

- 位置与形态：位于斜方肌中部深层，竖脊肌的前面，为一对呈菱形的扁肌。肌束从内上向外下斜行，可分为上部的小菱形肌和下部的大菱形肌。

- 起点：起于第 6~ 第 7 颈椎和第 1~ 第 4 胸椎的棘突（在 Cael·C 的《功能解剖》和 Andrew·Biel 的《解剖学基础》等书中，所述起止点为第 7 颈椎至第 5 胸椎）。

- 止点：止于肩胛骨内侧缘。

- 功能：近固定收缩时，使肩胛骨上提、后缩和下回旋；远固定时，两侧菱形肌同时收缩，使脊柱胸段伸直。

- 菱形肌较弱时，会形成圆肩的姿态。菱形肌和前锯肌都依附于肩胛骨内侧缘，但它们的肌纤维走向却相反，因此它们之间是特别明显的拮抗关系。当这组肌肉失去平衡时，肩胛骨处于前拉及下降位，导致颈椎的张力增加，可动性下降。

- 练习方法：同斜方肌。

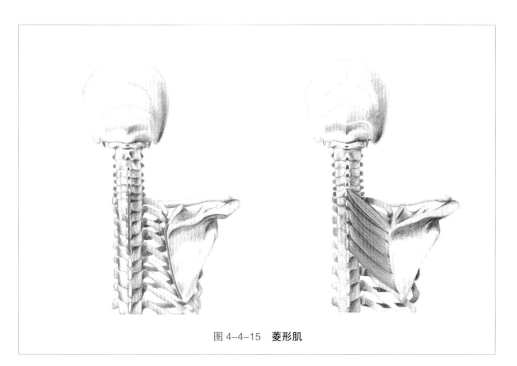

图 4-4-15　菱形肌

★肩胛提肌（scapulae lerator）（图 4-4-16）

- 位置与形态：位于颈后外侧部，斜方肌上部深层，颈部两侧，为带状长肌。上部位于胸锁乳突肌深面，下部位于斜方肌深面。上部由深向浅发出，肌腹大约两指宽，肌纤维沿肌腹长轴旋转向上。

- 起点：起于第 1~ 第 4 颈椎横突。

- 止点：肌束由内上斜向后下稍外方，止于肩胛骨上角内侧缘。

- 功能：近固定收缩时，使肩胛骨上提、下回旋；远固定时，一侧收缩可使头颈向同侧屈并做轻度旋转；两侧同时收缩时，可伸颈。

- 没有其他位于斜方肌上部深面或附着在颈椎外侧的肌肉具有肩胛提肌的功能。肩胛提肌通常与其他肌肉协同作用，在日常生活中，常处于高张力、过度使用状态。其功能紊乱表现与其协同肌群相似。

- 练习方法：同斜方肌，肩胛提肌伸展作为该肌的伸展动作更具针对性。

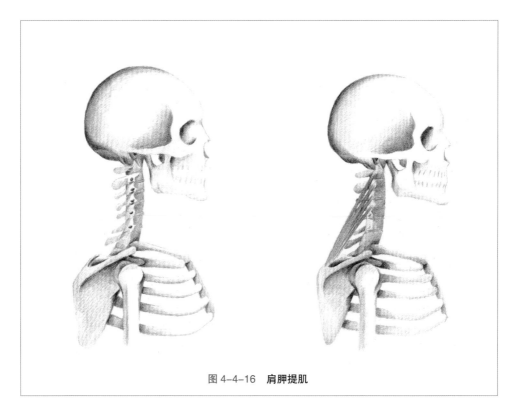

图 4-4-16 肩胛提肌

2. 使肩胛骨下降的肌群

斜方肌（下部肌束）、前锯肌（下部肌束）、胸小肌和锁骨下肌。

★前锯肌（serratu santerior）（图4-4-17）

- 位置与形态：位于胸廓外侧面，肩胛下肌的深面，为扁阔形肌肉，可分为上下两部分，下部肌纤维较发达。肌束排列呈锯齿状，上部肌束水平向后，下部肌束斜向后内上方。

- 起点：以第8~第9个锯齿起于上方第8~第9肋的外侧面。

- 止点：上部肌纤维止于肩胛骨内侧缘肋面，下部肌纤维止于肩胛骨下角前面肋面。

- 功能：近固定收缩时，使肩胛骨前伸，当推重物时，可阻止肩胛骨后缩，其下部肌束可使肩胛骨下降、上回旋；远固定收缩时，上提肋骨辅助深吸气。外展肩胛骨是前锯肌独有的功能。

- 在做越过头顶的动作时，前锯肌与斜方肌协同操控关节窝的位置，以使关节活动度最大化，在取、扔、推的活动中，这个功能对保持正常的肩肱节律非常重要。肩肱节律是指肩胸关节和盂肱关节之间的协调运动。

- 练习方法：强化动作为各种板式卧推练习，比如俯卧撑。双手背握上提类动作可发展其伸展性，比如双角、身印。

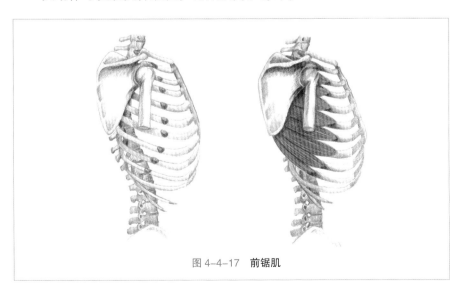

图4-4-17　前锯肌

★ **胸小肌**（pectorali sminor）（图 4-4-18）

- 位置与形态：位于胸大肌深层，邻近胸壁，为扁而薄的三角形肌。

- 起点：分散的肌齿起于第 3~ 第 5 肋骨和肋软骨结合处，肌纤维斜向外上方。

- 止点：由内下向外上方集中止于肩胛骨喙突内侧面。

- 功能：近固定收缩时，使肩胛骨前伸、下降、下回旋；远固定收缩时，可上提肋骨辅助深呼吸。

- 练习方法：过度强化会引发圆肩，日常生活中利用电脑工作、驾驶、推动或举起等动作都有胸小肌的参与，所以，大众健身人群不易过度强化。

★ **锁骨下肌**（subclavius）（图 4-4-19）

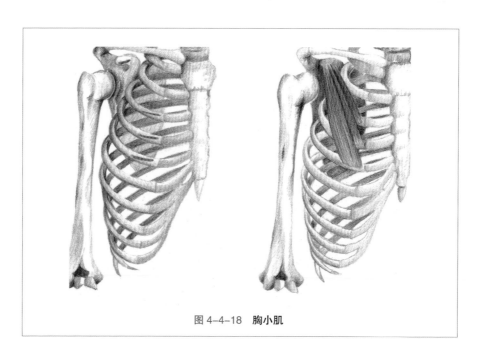

图 4-4-18　胸小肌

- 位置与形态：位于锁骨下面，胸大肌深面，为梭形小肌。肌纤维走向与锁骨平行，从第 1 肋向外上方斜行。

- 起点：起于第 1 肋。

- 止点：止于锁骨下面。

- 功能：近固定时，牵拉锁骨向内下方，伴随着肩胛骨下降，协助固定胸锁关节；远固定时，提肋辅助吸气。
- 练习方法：所有爬行类动作都有锁骨下肌参与，比如不对称的爬行等。

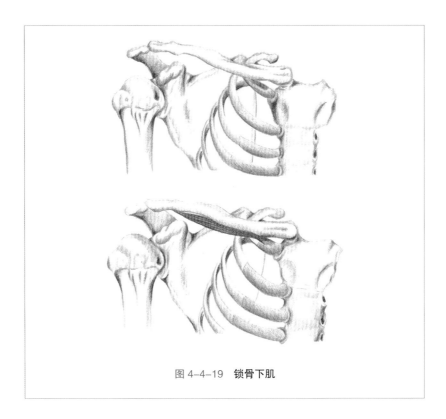

图 4-4-19　锁骨下肌

3. 使肩胛骨前伸（外展）的肌群

前锯肌和胸小肌。

4. 使肩胛骨后缩（内收）的肌群

斜方肌中部肌束和大、小菱形肌。

5. 使肩胛骨上回旋的肌群

前锯肌下部肌束和斜方肌上、下部肌束。

6. 使肩胛骨下回旋的肌群

菱形肌、肩胛提肌和胸小肌。

二、自由上肢关节的主要肌群

1. 使肩关节屈曲的主要肌群

包括胸大肌（锁骨部分）、三角肌前束、喙肱肌、肱二头肌等。

★胸大肌（pectoralis major）（图4-4-20）

- 位置与形态：位于胸廓前壁浅表，宽阔而有力，为扇形扁肌，肌束呈放射状排列，由内向外集中，在肱骨附着点附近有一明显扭转。

- 起点：锁骨部，起于锁骨内侧半；胸肋部，起于胸骨前面，上方的6个肋软骨；腹部，起于腹直肌鞘前壁。

- 止点：肌纤维向外集中，止于肱骨大结节嵴。

- 功能：近固定时，可使上臂屈曲、内收、旋内；远固定时，牵拉躯干向上臂靠拢，与背阔肌一起提肋并辅助吸气。胸大肌与背阔肌之间的协同关系紧密。

- 练习方法：手臂呈泳姿、仰卧飞鸟等练习可发展胸大肌的力量；云雀、骆驼、胸护展等练习可发展胸大肌的伸展性。

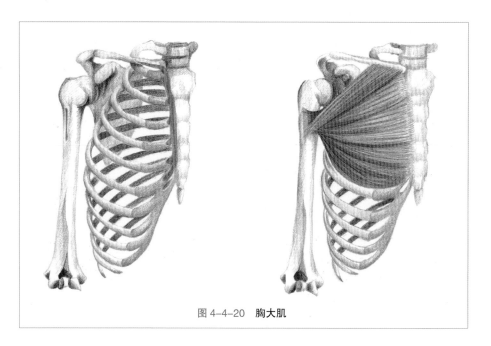

图4-4-20　胸大肌

★喙肱肌 (coracobrachialis)（图 4-4-21）

- 位置与形态: 位于上臂上 1/2 的前内侧，胸大肌和三角肌前部纤维的深面。较小的长梭状肌，肌束从喙突斜向下方。
- 起点：起于肩胛骨喙突。
- 止点：止于肱骨中部内侧。
- 功能：近固定收缩时，使上臂屈曲、内收和水平屈曲；喙肱肌是三角肌的拮抗肌，但与肱二头肌相互配合，就像肱二头肌的第 3 个头。
- 练习方法：卧推类动作可发展喙肱肌的力量；肩臂后伸类动作可发展喙肱肌的伸展性。

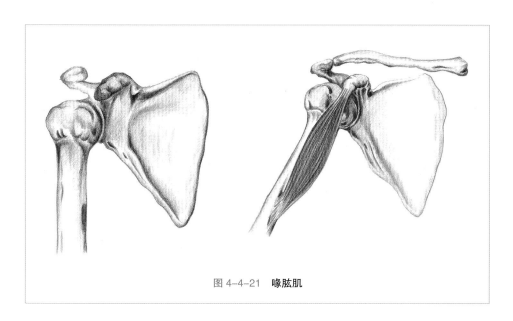

图 4-4-21　**喙肱肌**

2. 使肩关节伸展的主要肌群

包括背阔肌、三角肌后束、冈下肌、大圆肌、小圆肌、肱三头肌长头。

★背阔肌 (latissimus dorsi)（图 4-4-22）

- 位置与形态：位于腰背部和胸部后外侧皮下，呈扇形，为背部最宽大的肌肉，也是全身最大的扁阔肌，背阔肌上内侧被斜方肌遮盖，肌束呈放射状排列，由内下斜向外上方集中。在其肱骨的附着处有明显的扭转。

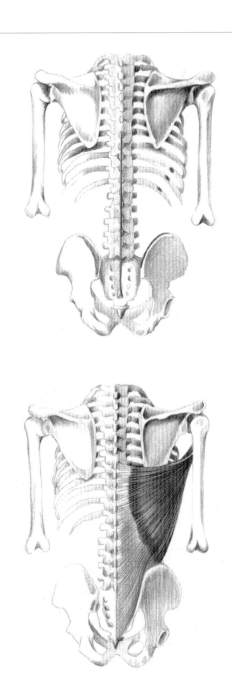

图 4-4-22　背阔肌

- 起点：以腱膜起于下方的 6 个胸椎和全部腰椎棘突、骶中嵴、骶嵴后 1/3 和第 10~ 第 12 肋骨外面。

- 止点：肌纤维斜向外上方，经腋窝后壁逐渐集中，以扁形肌腱止于肱骨小结节嵴。

- 功能：近固定收缩时，使肩关节伸展、内收和旋内，可帮助肩胛骨后缩；远固定收缩时，牵拉躯干向上臂靠拢，还可以辅助吸气。背阔肌旋内作用强于胸大肌。胸大肌、大圆肌与背阔肌协同作用更为明显。当背阔肌紧张时，背部代偿性后弓，对脊椎后部结构产生压迫，影响头部上方的运动，比如举重或推举动作，重复过多会使背阔肌劳损，导致腰痛。

- 练习方法：引体向上类动作（比如辐射式、椰树式）、拨云式、划船式等可锻炼背阔肌的力量，肩放松扭转式可锻炼背阔肌的伸展性。

3. **使肩关节外展的主要肌群**

包括三角肌（中束）、冈上肌。

★ **三角肌 (diltoid)**（图 4-4-23）

- 位置与形态：位于肩部皮下，呈三角形，其起点与斜方肌的止点相同。从前、中、后 3 个方向覆盖包裹肩关节，肌束逐渐向外下方集中。肩部的外形即由三角肌形成。

- 起点：前束，起于锁骨外侧端；中束，起于肩峰；后束，起于肩胛冈。

- 止点：止于肱骨体外侧三角肌粗隆。

- 功能：近固定收缩时，前束肌纤维收缩可使肩关节屈曲、旋内及水平屈曲；中部肌束肌纤维收缩可使肩关节外展；后部肌束纤维收缩可使肩关节伸展、旋外、水平伸展；三部肌纤维同时收缩，可使肩关节外展。

- 三角肌几乎是肩部所有动作的原动肌。常同胸大肌、背阔肌、大圆肌协同运动。因日常生活的关系，前束肌纤维通常较后束肌纤维发达。上臂处于外展60° 以内时，该肌功率较低，90° ~180° 之间时收缩效果最好。

- 练习方法：直臂侧平举类动作可锻炼三角肌的力量；身体稳定性训练时要求的直臂沉肩动作和扭臂功可锻炼三角肌的伸展性。

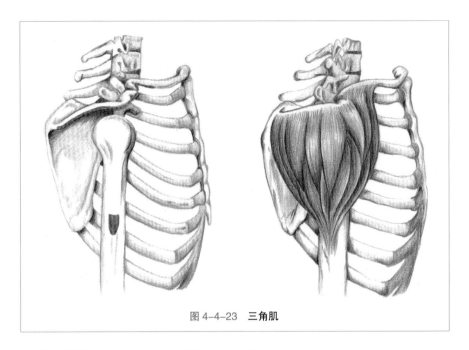

图 4-4-23　三角肌

★ 冈上肌 (supraspinatus)（图 4-4-24）

- 位置与形态：冈上肌短粗，位于肩胛骨冈上窝内，部分位于斜方肌和三角肌深面。

- 起点：起于肩胛骨的冈上窝。

- 止点：肌束向外经肩峰和喙肩韧带的下方，跨越肩关节，止于肱骨大结节的上部。

- 功能：冈上肌是驱使肱骨头向下的原动肌，是组成肩袖肌群的 4 块肌肉之一，是肩袖中唯一不参与肩关节旋转的肌肉。近固定收缩时，使上臂外展。止于肩关节囊的纤维可拉紧关节囊，防止其受挤压并防止肱骨撞击喙突。由于冈上肌肌腱位于肩峰下，因此易患肌腱炎，易发生骨性撞击和肌撕裂损伤。

- 练习方法：肩外展类动作可锻炼冈上肌的力量；手臂下沉类动作可发展冈上肌的伸展性。

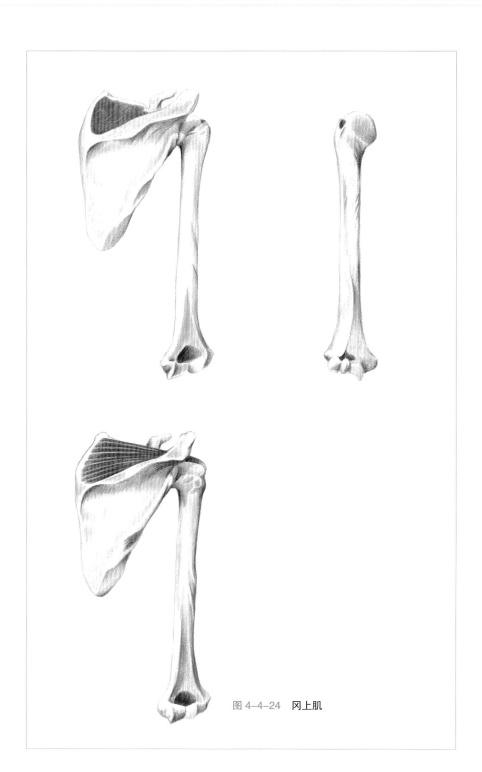

图 4-4-24　冈上肌

4. 使肩关节内收的主要肌群

包括胸大肌、背阔肌、大圆肌、冈下肌、小圆肌、肩胛下肌。

★**冈下肌**（infraspinatus）（图4-4-25）

- 位置与形态：冈下肌扁平，位于肩胛骨背面的冈下窝内，部分被斜方肌和三角肌遮盖，在大结节的附着点紧邻冈上肌后方，为三角形的多羽肌。

- 起点：起于冈下窝。

- 止点：肌束自内向外逐渐集中，止于肱骨大结节嵴中部。

- 功能：近固定收缩时，使肩关节内收、旋外、伸展和水平伸展，是组成肩袖肌群的4块肌肉之一。它是小圆肌外旋肩关节的协同肌，它们一起作用可使肱骨头向后就位于关节窝内，防止肱骨头撞击喙突。由于肩内旋肌（胸大肌、背阔肌、大圆肌、三角肌前束和肩胛下肌）力量较强，而外旋肌（三角肌后束、冈下肌、小圆肌）力量相对较弱，两者间易产生功能不平衡，从而造成盂肱关节的力学失稳。

- 练习方法：大臂贴肋的屈肘肩外旋类动作可锻炼冈下肌的力量。因冈下肌的伸展性相对较弱，不提倡过度锻炼冈下肌的伸展性。

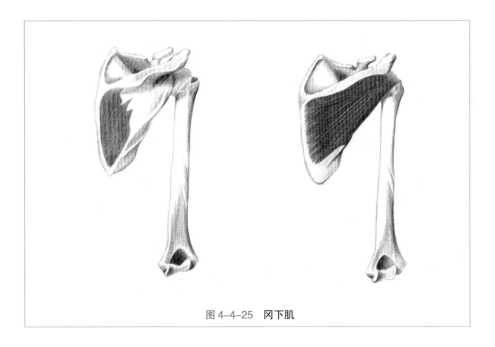

图4-4-25　冈下肌

★ 小圆肌（teres minor）（图 4-4-26）

● 位置与形态：位于冈下肌的下方，腋窝高处是夹在冈下肌和大圆肌之间的一块小肌肉。大部分被三角肌所遮盖，为圆柱形小肌。

● 起点：起于肩胛骨上外侧缘。

● 止点：肌束由内向外移行，止于大结节嵴下部。

● 功能：是组成肩袖肌群的 4 块肌肉之一。与冈下肌协同作用，与大圆肌在旋转肱骨时互为拮抗。近固定收缩时，使肩关节旋外、内收、伸展和水平外展。

● 练习方法：同冈下肌。

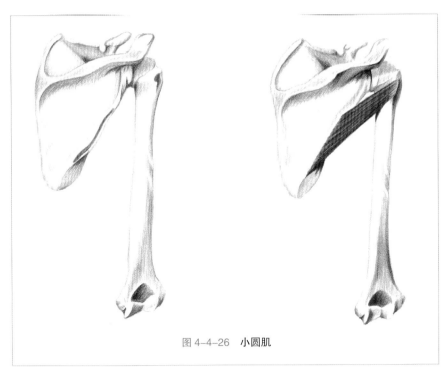

图 4-4-26　小圆肌

★ 肩胛下肌（subscapularis）（图 4-4-27）

● 位置与形态：位于肩胛下窝内，前面与前锯肌相贴，是肩袖肌群中唯一附着于肱骨小结节上的肌肉。为三角形扁肌，肌束呈多羽状排列。

● 起点：起于肩胛下窝。

- 止点：肌束向外上方经肩关节前部，止于肱骨小结节。
- 功能：肩胛下肌是组成肩袖肌群的 4 块肌肉之一，是最大的肩袖肌及唯一的内旋肌，近固定收缩时，使肩关节内收、旋内和伸展；正常步态中，肩胛下肌的主要功能是使手臂向后摆动。
- 冈上肌、冈下肌、小圆肌和肩胛下肌，在功能上作为一个整体，称为肩袖肌群。它们汇合在一起包绕肩关节，使肱骨头稳定于关节窝内。手臂移动到不同的位置时，每块肌肉都对操纵肱骨头的运动方向有特定的作用。
- 练习方法：同冈下肌。

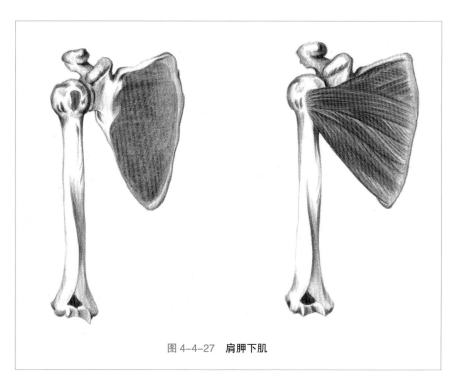

图 4-4-27　肩胛下肌

★大圆肌（teres major）（图 4-4-28）

- 位置与形态：位置浅表，位于小圆肌和冈下肌的下方，其下缘被背阔肌上缘所遮盖，整块肌肉呈柱状。
- 起点：起于肩胛骨下角背面。

- 止点：肌束向外上方移行，止于肱骨小结节嵴。
- 功能：大圆肌是背阔肌的直接协同肌，在旋肱骨时与小圆肌互为拮抗。近固定收缩时，使肩关节旋内、内收和伸展。
- 练习方法：同背阔肌。

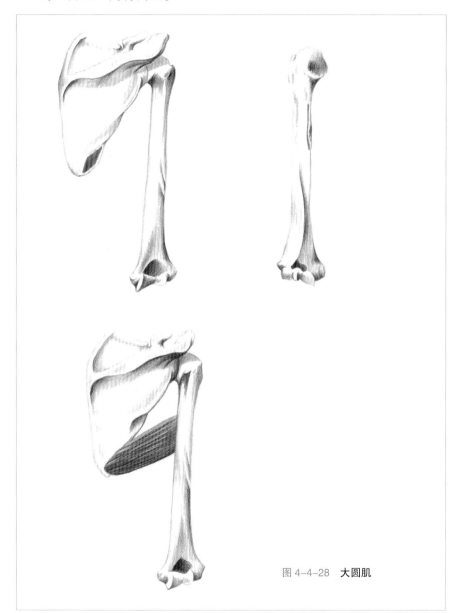

图 4-4-28 **大圆肌**

5. **使肩关节旋内的主要肌群**

胸大肌、三角肌前部、背阔肌和大圆肌。

6. **使肩关节旋外的主要肌群**

三角肌后部、冈下肌和小圆肌。

7. **使肩关节水平屈曲的主要肌群**

三角肌、冈上肌、胸大肌锁骨部、三角肌前束、喙肱肌、肱二头肌长头。

8. **使肩关节水平伸展的主要肌群**

三角肌、冈上肌、背阔肌、三角肌后部、冈下肌、小圆肌、肱三头肌长头。

9. **肩带协同肌与拮抗肌**（表 4-4-2）

表 4-4-2　肩带协同肌与拮抗肌

肩胛骨运动	参与的肌肉	肩胛骨运动	参与的肌肉
上提	斜方肌上束、肩胛提肌、菱形肌	下降	斜方肌下束、胸小肌、前锯肌
后缩	斜方肌全部、菱形肌、肩胛提肌	前伸	胸小肌、前锯肌
上旋	斜方肌全部、前锯肌	下旋	肩胛提肌、胸小肌、菱形肌

10. **肩关节协同肌与拮抗肌**（表 4-4-3）

表 4-4-3　肩关节协同肌与拮抗肌

肩部运动	参与的肌肉	肩部运动	参与的肌肉
屈曲	三角肌前束、胸大肌锁骨部、喙肱肌、肱二头肌	伸展	三角肌后束、背阔肌、大圆肌、胸大肌胸部、肱三头肌长头
外展	三角肌全部、冈上肌、胸大肌（过顶时）	内收	胸大肌、背阔肌、大圆肌、小圆肌、喙肱肌、肱三头肌
内旋	三角肌前束、胸大肌、背阔肌、大圆肌、肩胛下肌	外旋	三角肌后束、冈下肌、小圆肌
水平外展	三角肌后束、冈下肌、背阔肌、小圆肌	水平内收	胸大肌、三角肌前束

11. 肩关节肌肉附着点 (图 4-4-29~ 图 4-4-31)

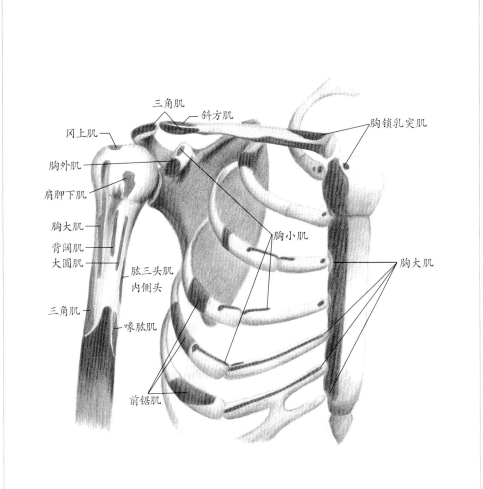

图 4-4-29　腋窝周围肌附着点前面观

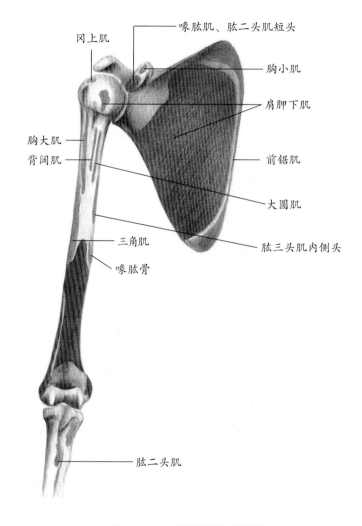

冈上肌

喙肱肌、肱二头肌短头

胸小肌

肩胛下肌

胸大肌

背阔肌

前锯肌

大圆肌

三角肌

喙肱骨

肱三头肌内侧头

肱二头肌

图 4-4-30　上肢肌附着点前面观

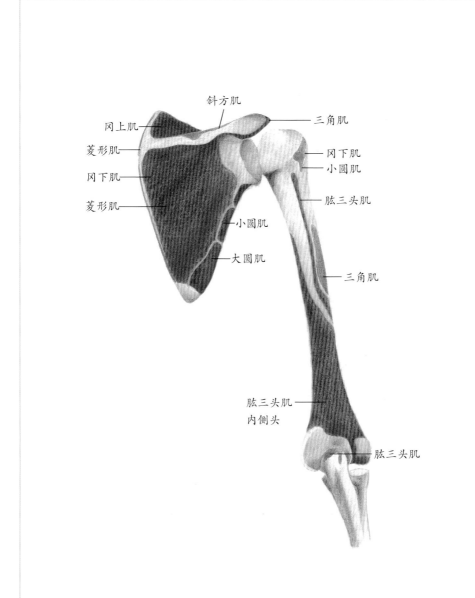

斜方肌

冈上肌

三角肌

菱形肌

冈下肌

冈下肌

小圆肌

菱形肌

肱三头肌

小圆肌

大圆肌

三角肌

肱三头肌
内侧头

肱三头肌

图 4-4-31　上肢肌附着点后面观

肩关节运动常用口令的形成原因

1. 为什么描述肩关节运动时通常会以肩胛骨的运动来表示

肩关节的组成通俗地理解就是肩带加肱骨。肩带，也就是上肢带关节，包括胸锁关节与肩锁关节。胸锁关节的活动范围很小。其作用是以此为支点扩大上肢的活动范围。由于肩锁关节属于平面关节，肩胛骨与锁骨连结紧密，只能做微小的运动，所以可以将肩胛骨与锁骨视为一个整体，共同以胸锁关节为支点运动，以此形成上肢带连结的整体运动。因为在整个组成中，肩胛骨的运动最为明显，所以，在口令或描述中通常以肩胛骨的运动来描述上肢带的运动。当肱骨加入肩关节运动时，以肩胛骨为运动基点可使关节盂与肱骨头始终保持一致的方向，有利于控制动作，并减少运动损伤。同时，肩胛骨的运动还可以增大肩关节的运动幅度，使尽可能多的上半身肌肉得到锻炼。所以在描述肩关节运动时通常会以肩胛骨的运动来表示。比如在做肩旋转练习等动作时，应提示练习者以肩胛骨带动姿势。肩胛骨的运动有专门的术语来描述，比如上提（耸肩时肩胛骨的动作）、下降（沉肩时肩胛骨的动作）、前伸（向前伸臂时肩胛骨的动作）、后缩（扩胸时肩胛骨的动作）、上回旋（单手上投篮时肩胛骨的动作）及下回旋（双臂侧上举后放回体侧时肩胛骨的动作）。

2. "用肩胛骨夹紧脊柱"等形象化口令带来的练习效果

所谓"用肩胛骨夹紧脊柱"，就是后缩双肩胛骨。完成这个动作的主要肌肉是斜方肌和大、小菱形肌。斜方肌中束和菱形肌一般情况下力量较弱，它们协同后拉肩胛骨，如果不能充分发挥作用，不但形成圆肩这样的不良体态，还会诱发颈椎问题。而且，在锻炼背部肌群时，注意"把两侧肩胛骨挤压到一起"才可以更充分地锻炼背部肌群。因日常生活起居活动大多发生在身体前面，所以双臂前部肌纤维通常较后部肌纤维发达。比如三角肌前束较后束发达，指屈肌较指伸肌发达。"用肩胛骨夹紧脊柱"这样的口令在使肩胛骨后缩的同时，使肩前侧相对紧张的肌肉得以伸展。同时，在中医养生锻炼方法中，对夹脊穴及膏肓穴等深层穴位的刺激，这也是非常重要的保健方法。

3. 体会"引体向上"感觉的形象化口令带来的练习效果

在很多瑜伽体位中有类似引体向上的动作，比如椰树、辐射等，在做这类动作时，真的要有引体向上的感觉才行。真正的引体向上动作中，背肌和肩袖肌群是锻炼目标，不过类攀爬动作中，背阔肌的好伙伴胸大肌的作用也功不可没。在无负荷的模仿动作中，这些肌肉所起的作用主要是维持相互间的平衡，以保证肩带及躯干的稳定性，并使身体展现稳定向上伸展的状态。在日常生活中，当背阔肌紧张时，背部会根据肌肉的紧张程度做代偿性后弓，对脊椎后部结构产生压迫；尽管斜方肌的肌纤维可作为整体进行收缩，但在日常的提、拉、搬运中，其上部肌纤维常常紧张并被过度使用，而下部通常会因力量较弱而未被充分使用，如果进入越不用越弱、越弱越不用的恶性循环，就会导致耸肩等姿态偏失及出现颈肩部问题。要杜绝这些问题的发生，日常应注意背阔肌及斜方肌上部肌纤维和下部肌纤维间的力量和柔韧平衡。落实在体位中，也就是躯干稳定练习时常说的"体会自腰骶部向上升起的力量，下降肩胛骨（斜方肌下束收缩）"。后脑枕骨及双肩在一个平面，下颌微收向胸前两锁骨间（斜方肌上束正位）。而这些，恰恰都形象化地体现在类似引体向上的动作中。同时，下沉的肩臂也有效地拉伸了三角肌，并有利于放松颈椎。

4. 为什么举臂时的口令用"感觉腰背向上推举手臂"

这样做的原因：一是可以避免过度举臂造成的肩撞击综合征；二是可以尽可能多地锻炼背阔肌，避免背阔肌形成背部的代偿性后弓；三是有利于初学者更好地使核心肌群参与动作。

三、运动肘关节的主要肌群

1. 使肘关节屈曲的主要肌群

使肘关节屈曲的主要肌群有肱二头肌、肱肌、肱桡肌、旋前圆肌。在系统解剖学中，肱二头肌、肱三头肌属于肩部肌群，在这里，我们从运动角度考虑，将这两块肌肉列入使肘关节附近的肌群。

★**肱二头肌** (bicep sbrachii)（图 4-4-32）

* 位置与形态：位于上臂前面皮下，有长头和短头，上部被三角肌和胸大肌遮盖，肌腹呈梭形，屈肘时，其轮廓清晰可见。该肌肌束平行排列，为双关节肌。

* 起点：长头起于肩胛骨盂上结节，短头起于肩胛骨喙突。

* 止点：长头穿过肩关节，经结节间沟下行，于肱骨中部与短头合并形成

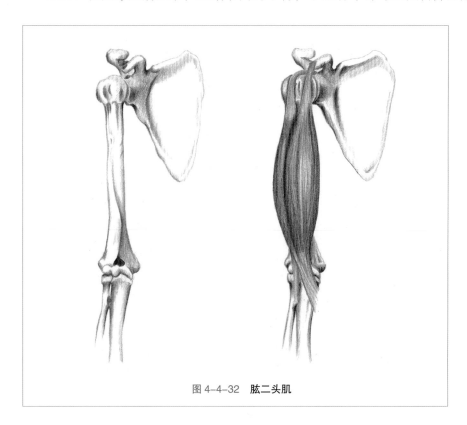

图 4-4-32　肱二头肌

纺锤状肌腹，肌腱止于桡骨粗隆和前臂肱二头肌腱膜。

- 功能：近固定收缩时，使上臂在肩关节处屈曲，使前臂在肘关节处屈曲和旋后。当前臂处于旋后位时，肱二头肌的力量可充分用于屈肘；当前臂位于中间位或旋内位时，用于屈肘的肌肉力量依次减弱。远固定收缩时，使上臂在肘关节处屈曲，使其向前臂靠拢。肱二头肌收缩时，还可使前筋膜和肌间隔紧张，从而为前臂肌提供附加支撑结构。其最主要的作用是和肱肌、肱桡肌及大多数屈腕肌一起使前臂屈曲。

- 练习方法：负重屈肘类动作可锻炼肱二头肌的力量，肩臂后伸类动作可以锻炼肱二头肌的伸展性。前臂旋后位屈肘时肱二头肌最用力。

★ **肱肌**（brachialis）（图4-4-33）

- 位置与形态：位于肱二头肌下半部分的深层，为羽状扁平肌。

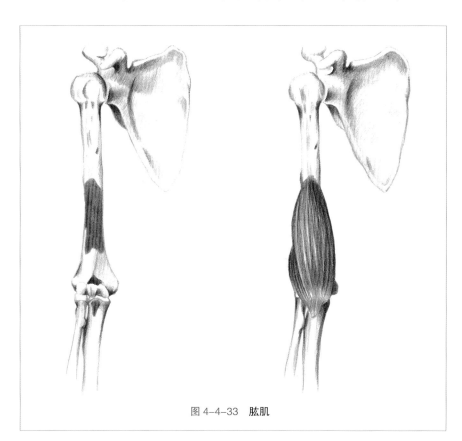

图 4-4-33　肱肌

- 起点：起于肱骨下半段的前面。
- 止点：止于尺骨冠突及尺骨粗隆。
- 功能：近固定收缩时，使肘关节屈曲；远固定收缩时，使上臂向前臂靠拢。肱肌的独特之处在于它是一个纯粹的屈肘肌，且不论前臂位置如何始终起到杠杆作用。肱肌是屈肘的主要作用肌。
- 练习方法：同肱二头肌。前臂旋前位屈肘肱肌最用力。

★肱桡肌（brachioradialis）（图4-4-34）

- 位置与形态：位于前臂前面桡侧皮下，为长而扁的梭状肌，是唯一走行于前臂全长却不越过腕关节的肌肉。用力屈肘时可明显见到此肌的外形。

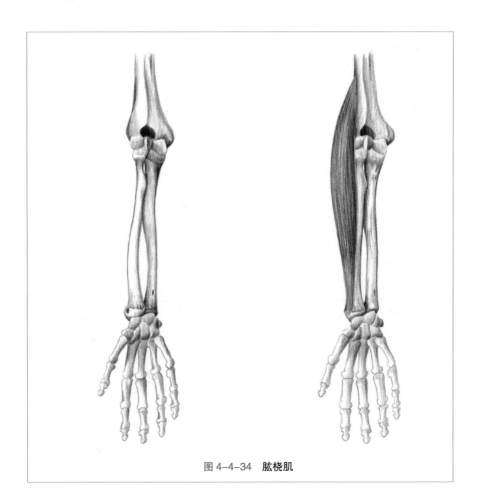

图4-4-34　肱桡肌

- 起点：起于肱骨外上髁上方。
- 止点：止于桡骨茎突。
- 功能：近固定收缩时，使肘关节屈曲。使旋后的前臂旋前，使旋前的前臂旋后，以恢复中立位。
- 练习方法：同肱二头肌。前臂中立位屈肘（拇指向上）时肱桡肌最用力。

2. **使肘关节伸展的主要肌群**

肱三头肌和肘肌。

★**肱三头肌**（triceps brachii）（图 4-4-35）

- 位置与形态：位于肱骨后面，是上臂后部唯一的肌肉，分长头（双关节肌）、内侧头和外侧头（均为单关节肌）3 个头。
- 起点：长头起于肩胛骨盂下结节，外侧头起于桡神经沟外上方骨面，内

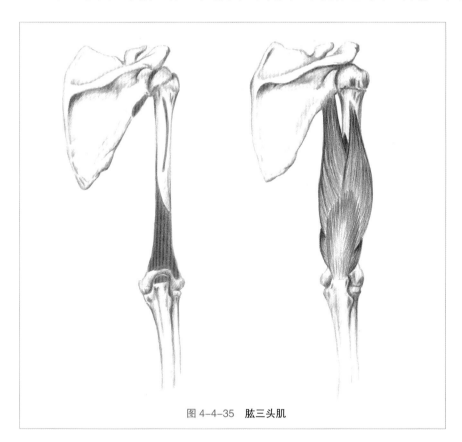

图 4-4-35　肱三头肌

侧头起于桡神经沟内下方骨面。

- 止点：3 个头合成 1 个肌腹，以肌腱止于尺骨鹰嘴。
- 功能：肱三头肌是肱二头肌的拮抗肌，可使肩关节、肘关节伸直。最强
  大的功能是伸展前臂，肘肌是这一动作的协同肌。近固定收缩时，长头
  使上臂在肩关节处伸展；3 个头共同收缩时使前臂在肘关节处伸展。远
  固定收缩时，主要使上臂在肘关节处伸展。
- 练习方法：反向卧推类动作、颈后臂屈伸类动作可锻炼肱三头肌的力量；
  肩放松类动作（类似擦背的动作）可锻炼肱三头肌的伸展性。

★ **肘肌（anconeus）（图 4-4-36）**

- 位置与形态：位于肘关节后面皮下，呈三角形，是尺骨鹰嘴外侧的一个
  力量较弱的伸肌。

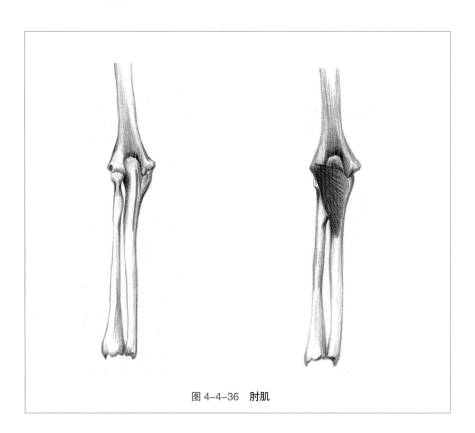

图 4-4-36　肘肌

- 起点：起于肱骨外上髁后方。
- 止点：肌束呈放射状向内侧走行，扇形止于尺骨上部背面及肘关节囊处。
- 功能：肘肌的主要功能是协助肱三头肌伸肘，并有助于稳定尺骨。在近固定收缩时，使肘关节伸展并加固；远固定收缩时，使上臂在肘关节处伸展。
- 练习方法：同肱三头肌。

3. 使肘关节旋内的主要肌群

见运动前臂骨的主要肌群。

4. 使肘关节旋外的主要肌群

见运动前臂骨的主要肌群。

四、运动前臂骨的主要肌群

运动前臂骨的主要肌群收缩时可使前臂完成旋内和旋外运动，按位置属于前臂肌和上臂肌，分别起于肩胛骨、肱骨和前臂骨，止于桡骨或尺骨。

1. 使前臂旋内的主要肌群

旋前圆肌和旋前方肌。

★旋前圆肌（pronator leres）（图 4-4-37）

- 位置与形态：斜行于肘关节前面，为圆锥形长肌，肌束从内上斜向下方平行排列，是该区域唯一斜行的肌肉。
- 起点：起于肱骨内上髁和尺骨冠突处。
- 止点：止于桡骨外侧面中部。
- 功能：是肱二头肌和旋后肌的拮抗肌。近固定收缩时，使前臂旋内，辅助屈曲肘关节；远固定收缩时，辅助上臂向前臂靠拢。
- 练习方法：手臂蛙泳式等前臂旋内动作可以锻炼旋前圆肌的力量；前臂旋外动作可锻炼旋前圆肌的伸展性。

★旋前方肌 (pronator quadratus)（图 4-4-38）

- 位置与形态：肌纤维横行于屈肌腱和前臂的神经血管深面，为小块方形肌肉。

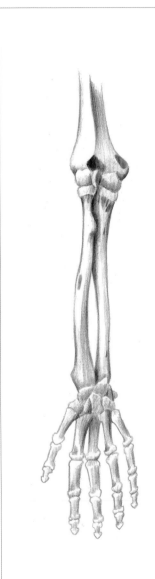
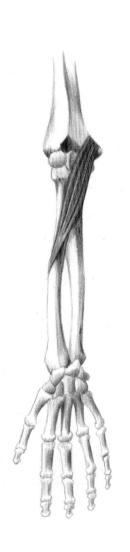

图 4-4-37　旋前圆肌

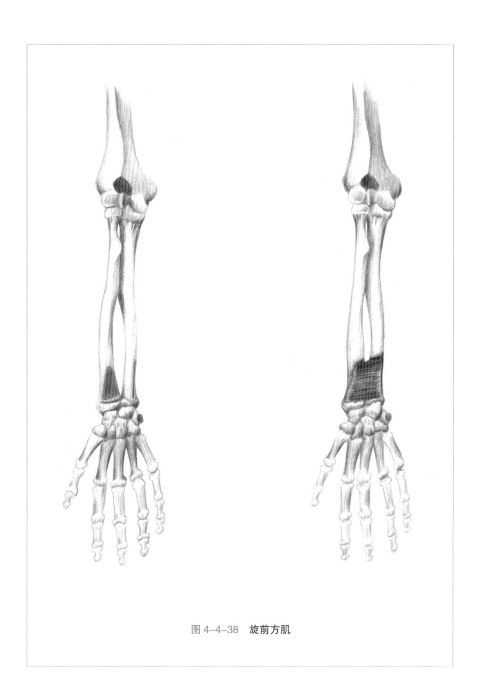

图 4-4-38　旋前方肌

- 起点：起于尺骨远端前面和内侧。
- 止点：止于桡骨远端前面和外侧。
- 功能：旋前方肌是旋前圆肌的协同肌，可使前臂旋前。
- 练习方法：同旋前圆肌。伸肘时，旋前方肌发挥更多功能。

2. **使前臂旋外的主要肌群**

  肱二头肌、旋后肌。

  ★**旋后肌 (supinator)**（图 4-4-39）

- 位置与形态：短而扁的肌肉，肌腹较纤细，肌束由内上斜向下外，位于肘关节外侧、前臂背侧深面。
- 起点：起于肱骨外上髁和尺骨上端。
- 止点：止于桡骨近端 1/3 的前面和外侧面。
- 功能：旋后肌是旋前圆肌的拮抗肌，可使前臂旋后。
- 练习方法：做手腕、手掌、手指练习时，前臂不同方向的旋转可锻炼到旋后肌。

五、运动手关节的主要肌群

1. **运动桡腕关节的主要肌群**

  主要为前臂肌中的多关节长肌。按部位属于前臂肌，其中大部分均跨越肘关节、腕关节、掌关节和指关节，影响肘关节并具有运动掌指关节和指关节的功能。由于手部要完成的动作精细复杂，所以该部位的肌肉较多。

2. **运动手指的肌群**

  大量的前臂肌会影响到手指的运动。按位置，手部的肌肉本身也因为手部的动作灵活精巧而复杂，所以数目众多。手部掌侧及背侧的肌肉均为短肌。手掌拇指侧形成的肌肉隆起叫作大鱼际肌，小指侧形成的肌肉隆起叫作小鱼际肌。

3. **练习方法及常见问题**

  瑜伽练习中所有牵涉肘部的动作都会用到大量的前臂肌，同时手腕、手掌、手指练习及大量的手印练习均为这些肌肉提供锻炼方法。

  由于腕伸肌及指伸肌的发育往往较相应的屈肌弱，这种不平衡很容易导致过

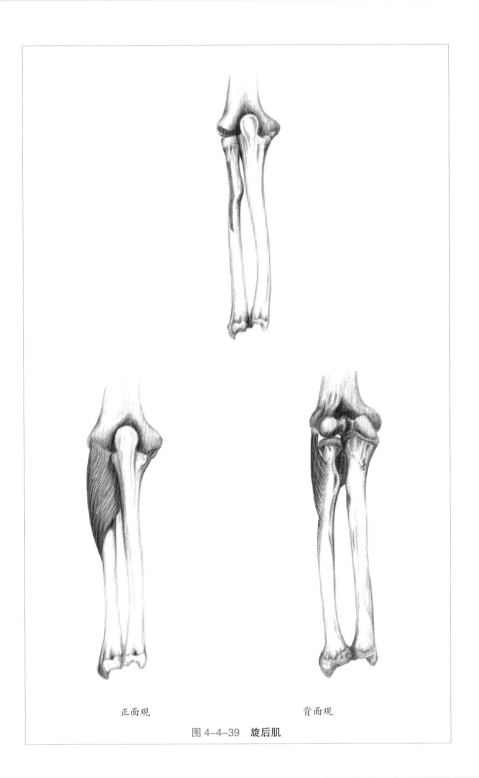

正面观 背面观

图 4-4-39 旋后肌

用性损伤。比如肱骨外上髁作为大量伸肌的起点易发生炎症并导致以该处为附着点的肌肉发生炎症，也就是肱骨外上髁炎，又称作"网球肘"。

（1）使桡腕关节屈曲的主要肌群：位于前臂的前面和内侧面，又称作前臂前群肌，由桡侧向尺侧依次排列成3层。第一层为桡侧腕屈肌（图4-4-40）、掌长肌（图4-4-41）、尺侧腕屈肌（图4-4-42）；第二层为指浅屈肌（图4-4-43）；第三层为指深屈肌（图4-4-44）和拇长屈肌（图4-4-45）。

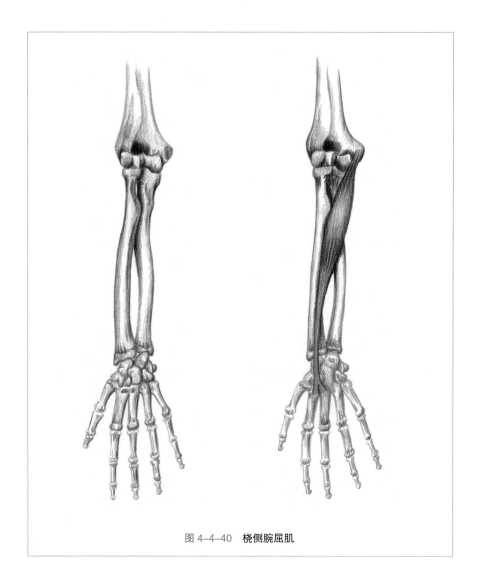

图4-4-40　桡侧腕屈肌

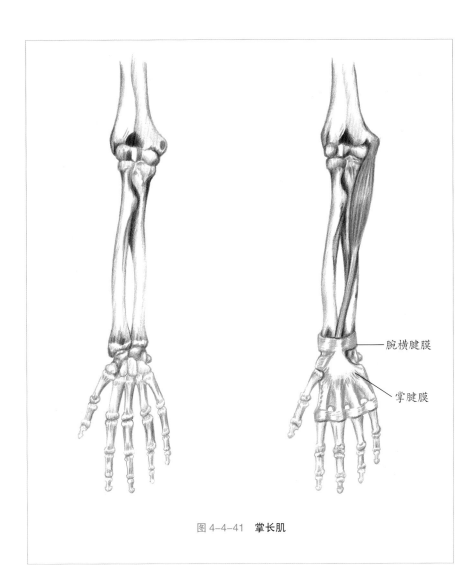

腕横腱膜

掌腱膜

图 4-4-41　掌长肌

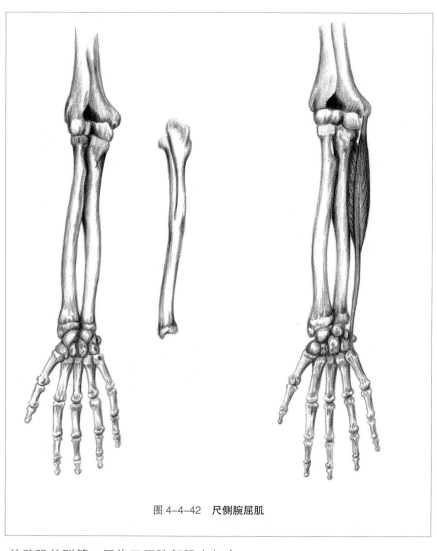

图 4-4-42　尺侧腕屈肌

前臂肌前群第一层作用于腕部肌肉如**表 4-4-4**。

表 4-4-4　前臂肌前群第一层

名称	起点	止点	功能
桡侧腕屈肌	肱骨内上髁、前臂深筋膜	第二掌骨底掌面	屈曲和外展腕关节、屈肘
掌长肌		掌腱膜	屈腕、紧张掌腱膜、协助屈肘
尺侧腕屈肌		豌豆骨	屈曲和内收腕关节、屈肘

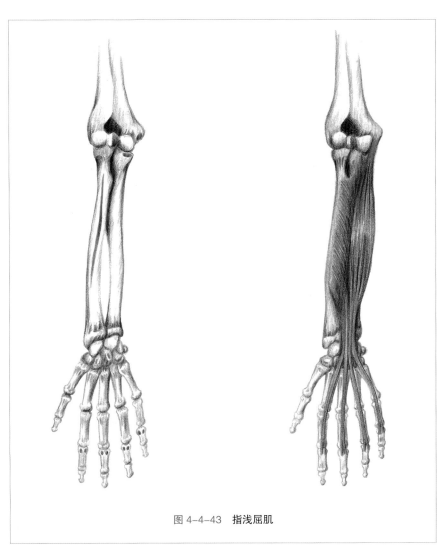

图 4-4-43　指浅屈肌

前臂肌前群第二层作用于腕部肌肉如表 4-4-5。

表 4-4-5　前臂肌前群第二层

名称	起点	止点	功能
指浅屈肌	肱骨内上髁和尺骨、桡骨前面	第 2~ 第 5 指中节指骨体两侧	屈曲第 2~ 第 5 指近侧指骨间关节和掌指关节、屈腕和屈肘

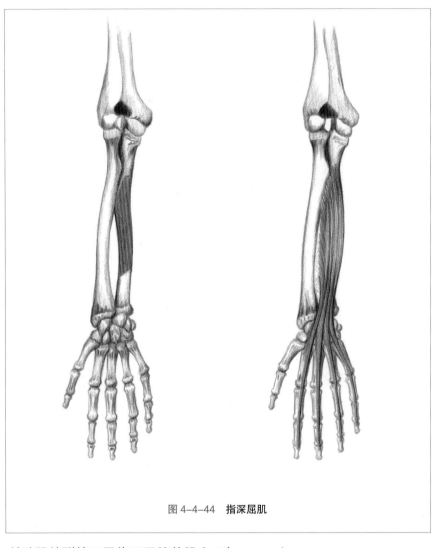

图 4-4-44 指深屈肌

前臂肌前群第三层作用于腕的肌肉（表 4-4-6）

表 4-4-6 前臂肌前群第三层

名称	起点	止点	功能
指深屈肌	尺骨上端前面附近骨间膜	第 2～第 5 指远节指骨底掌面	屈曲第 2～第 5 指指间关节和掌指关节，屈腕
拇长屈肌	桡骨上端前面附近骨间膜	拇指远节指骨底掌面	屈拇指指间关节和掌指关节

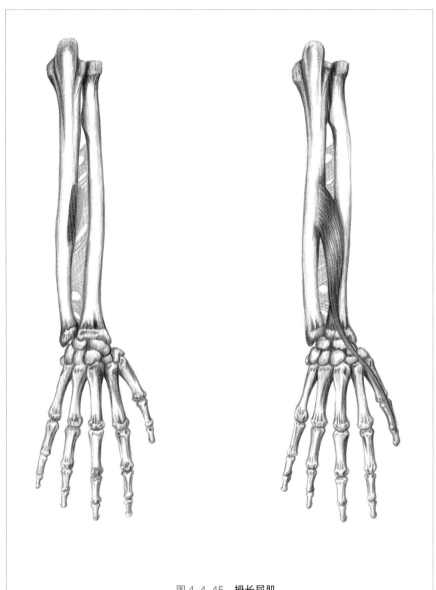

图 4-4-45　拇长屈肌

（2）使桡腕关节伸展的主要肌群：位于前臂后侧，分为深、浅2层。浅层由桡侧向尺侧依次排列为桡侧腕长伸肌（图4-4-46）、桡侧腕短伸肌（图4-4-47）、指伸肌（图4-4-48）、小指伸肌（图4-4-49）、尺侧腕伸肌（图4-4-50）等；深层依次排列为拇长展肌（图4-4-51）、拇短伸肌（图4-4-52a）、拇长伸肌（图4-4-52b）、示指伸肌（图4-4-53）等。

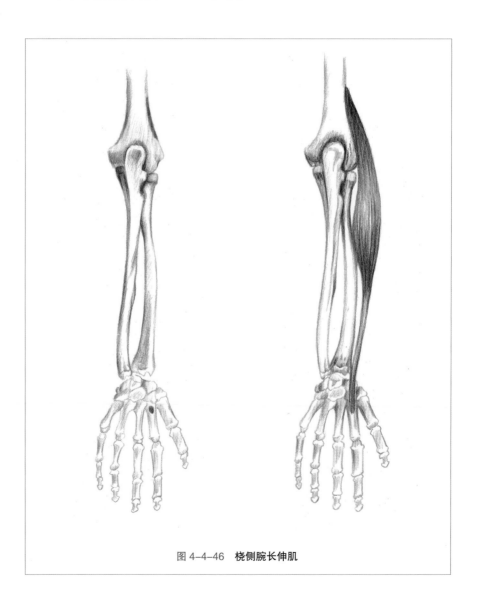

图4-4-46　桡侧腕长伸肌

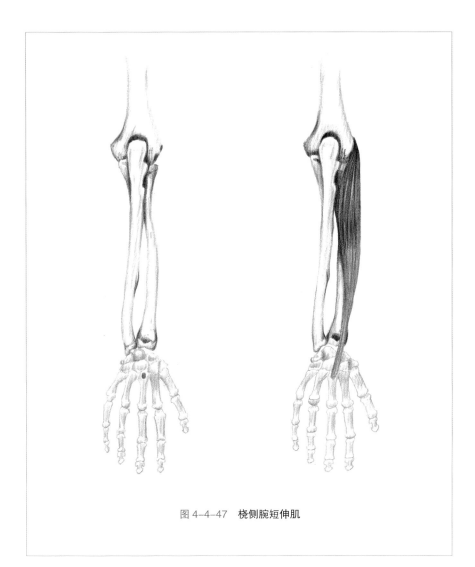

图 4-4-47　桡侧腕短伸肌

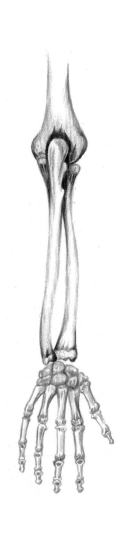
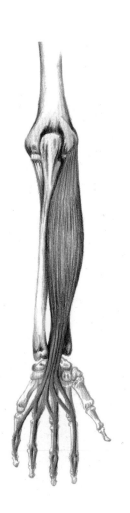

图 4-4-48　指伸肌

154

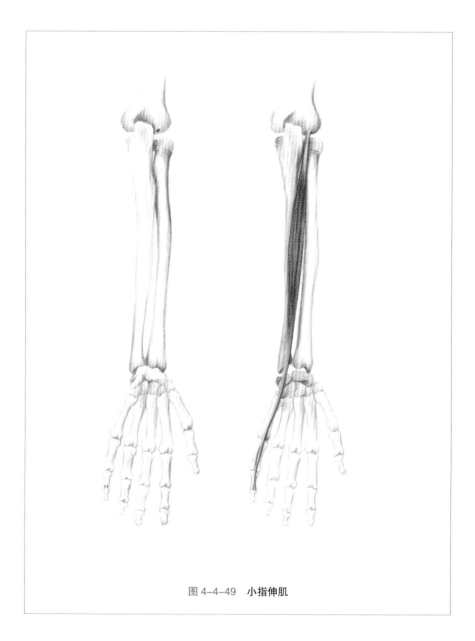

图 4-4-49 小指伸肌

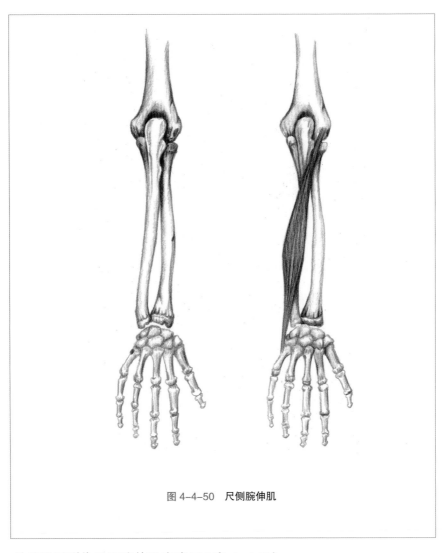

图 4-4-50　尺侧腕伸肌

前臂肌后群作用于腕的肌肉浅层（**表 4-4-7**）。

表 4-4-7　前臂肌后群浅层

名称	起点	止点	功能
桡侧腕长伸肌		第二掌骨底	伸展和外展腕关节
桡侧腕短伸肌	肱骨外上髁及邻近深筋膜	第三掌骨底	
指伸肌		第2～第5指中节和远节指骨底	伸第2～第5指和伸腕
小指伸肌		小指中节和远节指骨底	伸小指
尺侧腕伸肌		第5掌骨底	伸展和内收腕关节

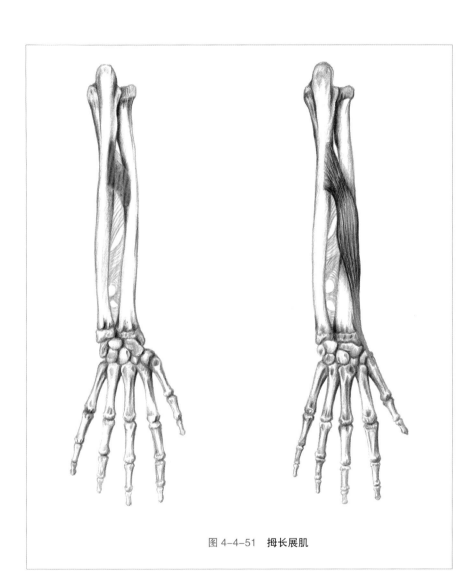

图 4-4-51　拇长展肌

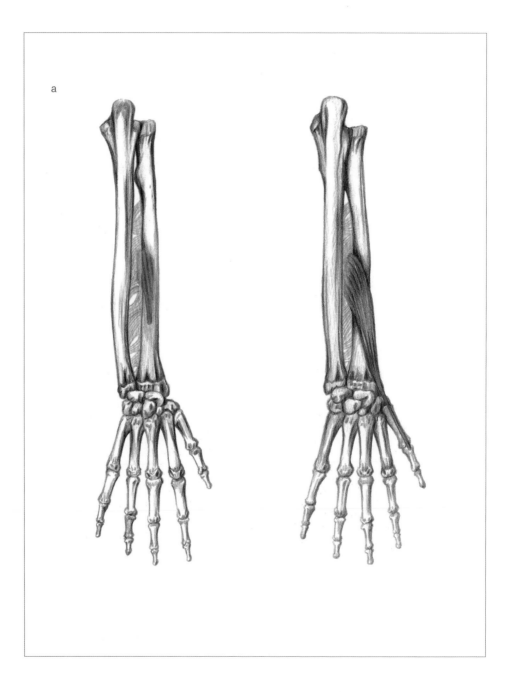

a

b

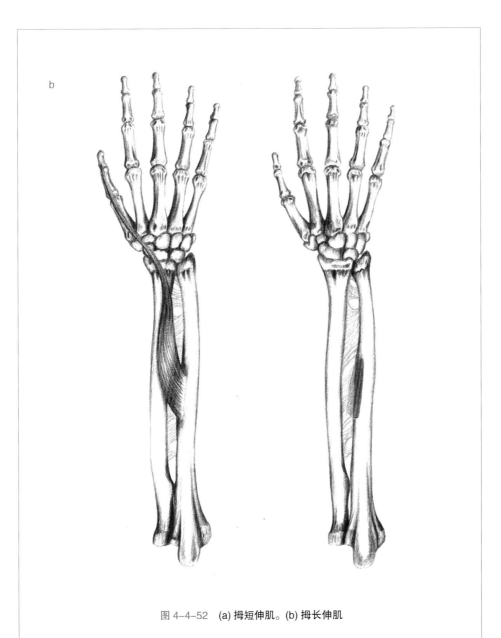

图 4-4-52　(a) 拇短伸肌。(b) 拇长伸肌

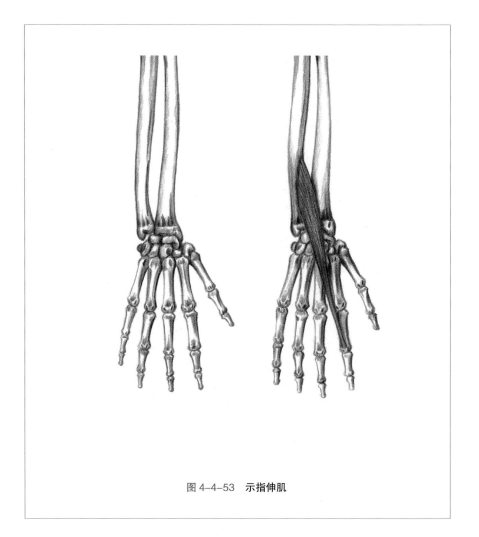

图 4-4-53　示指伸肌

前臂肌后群作用于指、腕的肌肉深层（**表 4-4-8**）。

表 4-4-8　**前臂肌后群深层**

名称	起点	止点	功能
拇长展肌	桡骨、尺骨和骨间膜的背面	第 1 掌骨底	与名称一致
拇短伸肌		拇指近节指骨底	
拇长伸肌		拇指远节指骨底	
示指伸肌		示指指背腱膜	

注：拇长展肌、拇短伸肌、拇长伸肌 3 块肌肉构成"鼻烟窝"边缘。

（3）使桡腕关节内收的主要肌群：尺侧腕伸肌、尺侧腕屈肌。

（4）使桡腕关节外展的主要肌群：桡侧腕屈肌、桡侧腕长伸肌、桡侧腕短伸肌。

4. 手肌

手肌位于手的掌侧（表4-4-9），运动手指是手肌的主要功能。

（1）使指关节屈曲的肌群：指深屈肌、指浅屈肌、拇长屈肌、拇短屈肌（图4-4-54）、小指短屈肌（图4-4-55）、蚓状肌（图4-4-56）等。

（2）使指关节伸展的肌群：指伸肌、示指伸肌、小指伸肌、拇短伸肌、拇长伸肌等。

（3）使指外展的肌群：拇长展肌、拇短展肌（图4-4-57）、小指展肌（图4-4-58）、骨间背侧肌等。

（4）使指内收的肌群：拇收肌（图4-4-59）、骨间背侧肌（图4-4-60）等。

（5）对掌运动肌群：拇对掌肌（图4-4-61）、小指对掌肌（图4-4-62）。

5. 肘与腕的协同肌与拮抗肌（表4-4-12）

表4-4-12　肘与腕的协同肌与拮抗肌

运动	参与的肌肉	运动	参与的肌肉
屈肘	肱二头肌、肱肌、肱桡肌、桡侧腕屈肌、掌长肌、尺侧腕屈肌、旋前圆肌、桡侧腕长伸肌、桡侧腕短伸肌	伸肘	肱三头肌、肘肌、旋后肌、尺侧腕伸肌、指伸肌、小指伸肌
旋前	肱桡肌、桡侧腕屈肌、旋前圆肌、旋前方肌、桡侧腕长伸肌	旋后	肱二头肌、肱桡肌、旋后肌、示指伸肌
屈腕	桡侧腕屈肌、掌长肌、尺侧腕屈肌、指浅屈肌、指深屈肌、拇长屈肌、拇长展肌	伸腕	桡侧腕长伸肌，桡侧腕短伸肌、尺侧腕伸肌、指伸肌、示指伸肌、小指伸肌、拇长伸肌
桡偏	桡侧腕屈肌、桡侧腕长伸肌、桡侧腕短伸肌、拇长展肌、拇短伸肌、拇长伸肌	尺偏	尺侧腕屈肌、尺侧腕伸肌

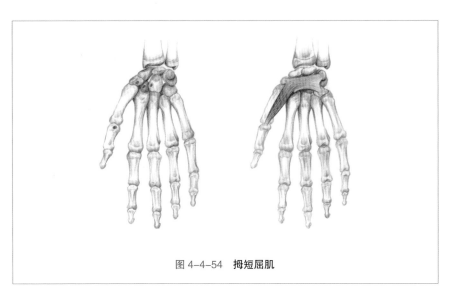

图 4-4-54　拇短屈肌

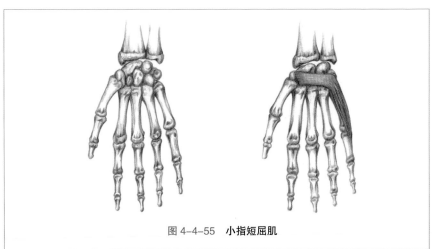

图 4-4-55　小指短屈肌

手肌外侧群（表 4-4-9）。

表 4-4-9　手肌外侧群

名称	起点	止点	功能
拇短屈肌	屈肌支持带舟骨	拇指近节指、骨底第 1 掌骨	外展拇指
拇短展肌	屈肌支持带、大多角骨		屈曲拇指近节指骨
拇对掌肌			使拇指对掌
拇收肌	屈肌支持带、头状骨、第 3 掌骨	拇指近节指骨底	内收拇指、屈曲拇指近节指骨

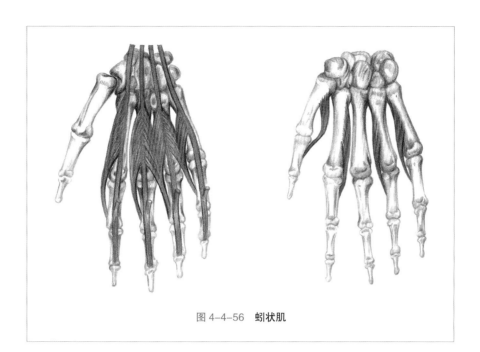

图 4-4-56　蚓状肌

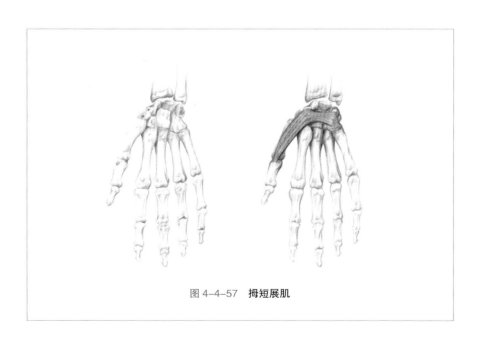

图 4-4-57　拇短展肌

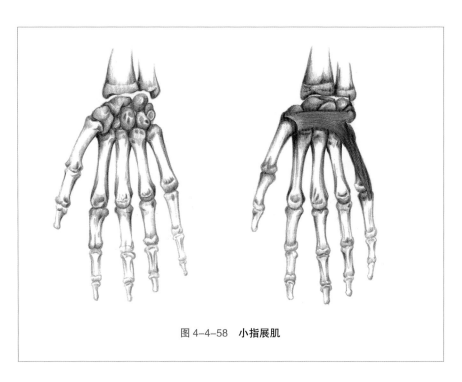

图 4-4-58　小指展肌

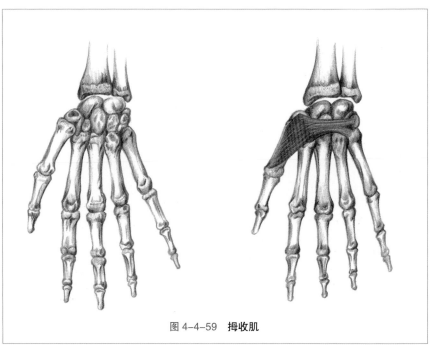

图 4-4-59　拇收肌

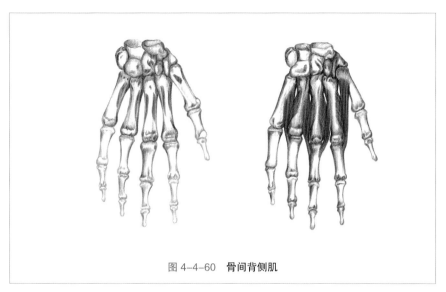

图 4-4-60 骨间背侧肌

手肌内侧群（表 4-4-10）

表 4-4-10 **手肌内侧群**

名称	起点	止点	功能
小指展肌	屈肌支持带、豌豆骨	小指近节指骨底	外展小指
小指短屈肌	屈肢支持带、钩骨		屈曲小指
小指对掌肌		第 5 掌骨内侧	使小指对掌

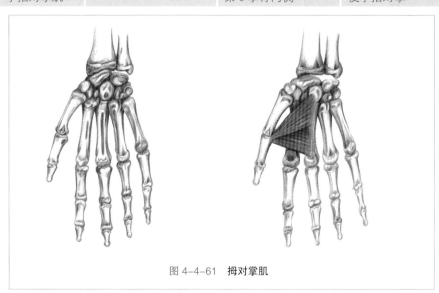

图 4-4-61 **拇对掌肌**

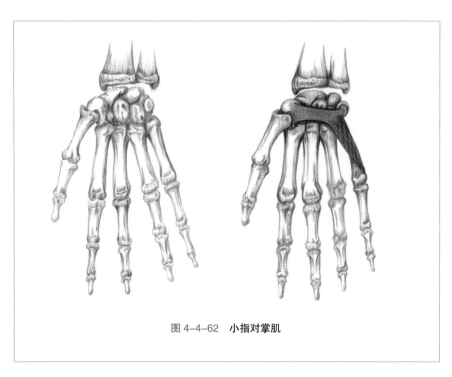

图 4-4-62　小指对掌肌

手肌中间群（表 4-4-11）

表 4-4-11　手肌中间群

名称	起点	止点	功能
蚓状肌	指深屈肌腱	第 2～第 5 指指背腱膜	屈曲第 2~5 指掌指关节和伸展指间关节
骨间掌侧肌	第 2 掌骨内侧面和第 4、第 5 掌骨外侧面	第 2、第 4、第 5 指指背腱膜	内收第 2、第 4、第 5 指，屈曲第 2、第 4、第 5 指掌指关节和伸展指间关节
骨间背侧肌	第 1～第 5 掌骨相邻侧	第 2～第 4 指指背腱膜	固定第 3 指、外展第 2～第 4 指，屈曲第 2～第 4 指掌指关节和伸展指骨间关节

手及臂肌附着点（图4-4-63、图4-4-64）：

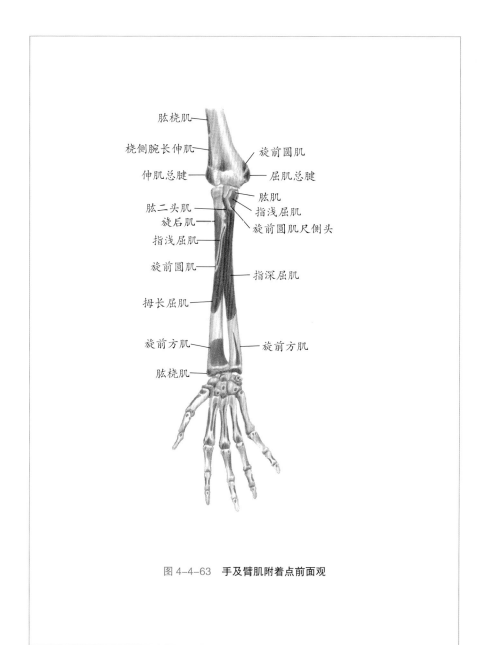

肱桡肌
桡侧腕长伸肌
伸肌总腱
肱二头肌
旋后肌
指浅屈肌
旋前圆肌
拇长屈肌
旋前方肌
肱桡肌

旋前圆肌
屈肌总腱
肱肌
指浅屈肌
旋前圆肌尺侧头
指深屈肌
旋前方肌

图 4-4-63　手及臂肌附着点前面观

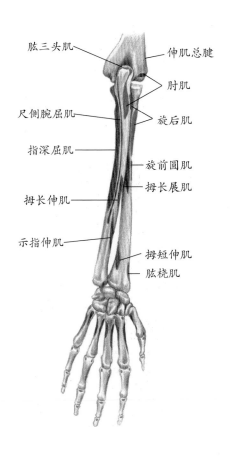

肱三头肌

伸肌总腱

肘肌

尺侧腕屈肌

旋后肌

指深屈肌

旋前圆肌

拇长展肌

拇长伸肌

示指伸肌

拇短伸肌

肱桡肌

图 4-4-64　手及臂肌附着点后面观